ちくま新書

コロナ対策禍の国と自治体

——災害行政の迷走と閉塞

金井利之
Kanai Toshiyuki

1575

コロナ対策禍の国と自治体——災害行政の迷走と閉塞【目次】

終章　コロナ三年　301

はじめに

二〇二〇年は、東京五輪（オリンピック・パラリンピック）の年のはずであった。しかし、結局のところ、この二〇二〇年は新型コロナウイルス感染症（COVID‐19）で明け暮れてしまったかのようである。本書では、二〇二〇年の日本の国と自治体の行政を、COVID‐19対策を切り口に、自治体を中心に据えながら、分析してみたいと考えている。

もちろん、自治の世界でも、大阪都構想市民投票、愛知県知事解職架空署名収集事件、市長室サウナ事件、カジノ推進など、COVID‐19対策の陰で、COVID‐19とは全く無関係に、進行したこともある。それと同時に、COVID‐19を契機として、オンライン化やデジタル改革が加速し、電磁的個人情報流出が起きてもいる。これらの諸問題を切り口にしても、あくまで近年の日常の個別の一コマであり、日本行政の特質が総体的には浮かび上がってこない。

振り返ってみれば、一九四〇年予定の第一次東京五輪は一五年戦争のなかで頓挫した。

一九六四年の第二次東京五輪は、一九六〇年の日米安保条約改定を受けた米国の傘のもとで、実施ができた。そして、二〇二〇年開催予定の第三次五輪は、中国で発見・報告されかつ米国などで大増殖したCOVID-19によって、一年延期となった。二〇二一年に開催できるかどうかは、二〇二一年四月の現時点では判らない。こうしてみると、二〇二〇年は「厄年」だったようである。

COVID-19という厄災禍に直面して、行政は対応をしてきたし、現時点でも継続中である。国際比較も含めた行政の対策のあり方の成否・評価、各国・各自治体の対策の異同の原因説明、あるべき対策に向けた専門的な政策提言、実際の政策過程の検証、行政の対応としての民衆の生活状態の判断など、いずれも重要な課題であり、また、多数の研究が取り組まれている。本書も、主として二〇二〇年という厄年におけるCOVID-19対策について、検討するものであるが、今回のCOVID-19対策それ自体ではなく、COVID-19対策のなかで現象として表れた、現代日本行政の体質と特性と構造を論じるものである。

序章では、本書の視点を述べる。それは「コロナ対策禍」である。COVID-19という厄災禍に対する行政の対応が、いかなる二次的な厄災禍を招いているかという視点から、論じる。比喩的に言えば、新型コロナウイルスに対抗すべく作動した免疫機能が、結果として暴走するサイトカインストームが起きて、かえって人の生命・健康を害することがあるが、その行政版である。

第1章は、COVID-19対策を含む感染爆発への対策が、広義の災害対策行政のなかに位置づけられていることを踏まえて、災害行政組織（第1節）と災害行政対応（第2節）の特質を論じる。そこには、権力集中による対策という指向性が埋め込まれていることを確認する。

第2章は、COVID-19対策を具体的に見ていく。権力集中での対策が迷走すると、各組織・団体は、従前の追従・忖度から、一転して放縦に至ることを示す（第1節）。対策自体はなかなか難儀であり、排除と鎮静のなかで右往左往し（第2節）、両者の折衷と流行に委ねることで漂流していく（第3節）。期待されるほどの成果がないがゆえに、放縦する各組織・団体の非難応酬が見られる（第4節）。

第3章は、COVID-19対策を難渋させるような、構造的に存在する様々な閉塞要因を探る。感染症蔓延防止、医療提供体制確保、経済生活安定の三すくみ構造は解消が困難である（第1節）。どこかを対象に何らかの対処をすれば、別のところに玉突き的に副作用が及ぶ（第2節）。現実的な対策がないから、仮想的な対策に逃げるが、逃げても閉塞は消えない（第3節）。生活と経済と財政の関係も、極めて厄介なことである（第4節）。そして、そもそも感染症対策と差別・偏見防止とが両立しがたい局面がある（第5節）。

終章は、以上の状況を要約しつつ、日本行政の一般的な問題として捉え、今後のあるべき方向性を、少しでも考えてみたい。

序章　コロナ元年

†疫病禍と行政

(1) 新型コロナウイルス感染症(COVID-19)

二〇二一年三月一一日で、東日本大震災から一〇年となった。国・東京都などの為政者の思惑では、二〇二〇年七月には「復興五輪」が開催されているはずであった。[1] 東日本大震災後も、毎年のように風水害・地震・事故などが頻発している。まさに「ウィズ災害の一〇年」である。しかも地球温暖化によって、異常気象が恒常化しつつあるという語義矛盾的な状況となっている。今後とも厄災禍は続きそうであり、復興は重要な課題として生み出され続けよう。

しかし、特に二〇二〇年は新型コロナウイルス感染症(以下、「COVID-19」)で幕を開けて、そのまま暮れた。二〇一九年一二月頃から、中国の武漢市や湖北省で原因不明の新型肺炎が急速に拡大したことが認知され、一二月三一日に中国政府から世界保健機関(以下、WHO)に報告があった。このため「COVID-19」と称しており、二〇一九年が発生年である。二〇一九年はコロナ元年である。

その後、二〇二〇年一月以降、日本を含めて徐々に世界に広がっていった。二〇二〇年第1四半期は、日本の年度でいうと二〇一九年度であり、コロナ元年度に日本に伝播した

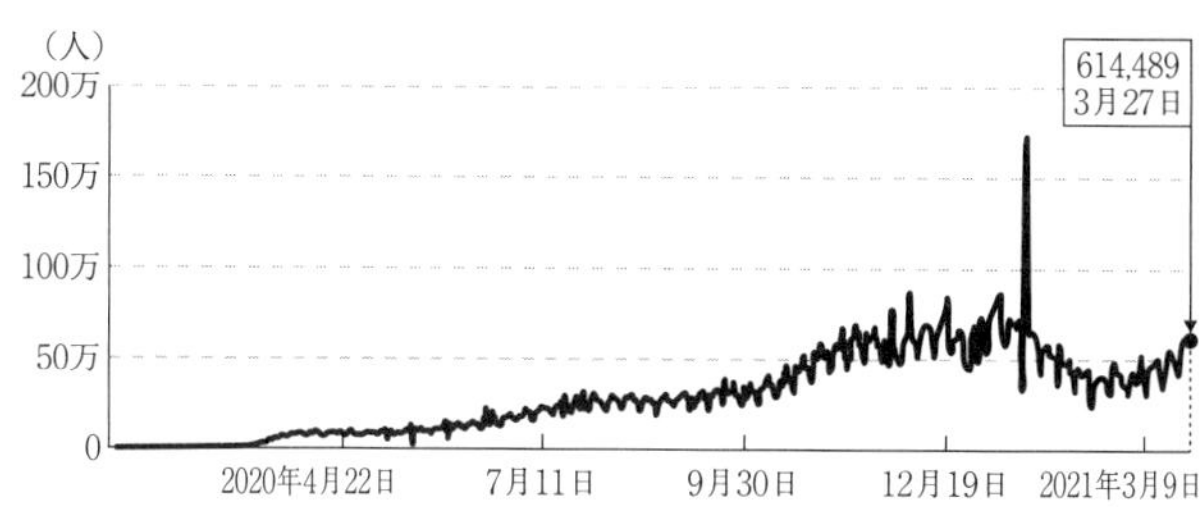

図１　世界における新型コロナウイルス（COVID-19）日ごとの新規感染者数の推移

と言えよう。ＷＨＯは、二〇二〇年一月三〇日に、「国際的に懸念される公衆衛生上の緊急事態（「フェイク」ＰＨＥＩＣ：Public Health Emergency of International Concern）」を宣言した。しかし、欧米諸国を中心に感染症蔓延を封じ込めることができなかった。世界的に言えば、二〇二〇年中は継続した長大な第一波であり、新規感染者の峠は二〇二一年一月頃である。新規死亡者で見ると、二〇二〇年四月頃に上昇して、その後、台地状の状況が続き、一一月頃から再び上昇に転じて、二〇二一年一月頃に峠を迎えた。しかし、このまま終熄するとは考えにくく、実際、新規感染者は三月頃から再び増え始め、第二波・第三波に襲われるかもしれない【図1】[2]。

日本も感染症蔓延から免れることはできなかったが、長大な波ではなく、三回の徐々に波高が大きくなる波が押し寄せている【図2】[3]。第一波（二〇二〇年四月頃が峠）で、二〇二〇年四月七日に第一次緊急事態宣言（～五月二五日に最終解除）を発出し、東京五輪を一年延期する決定を行った。その後の夏に

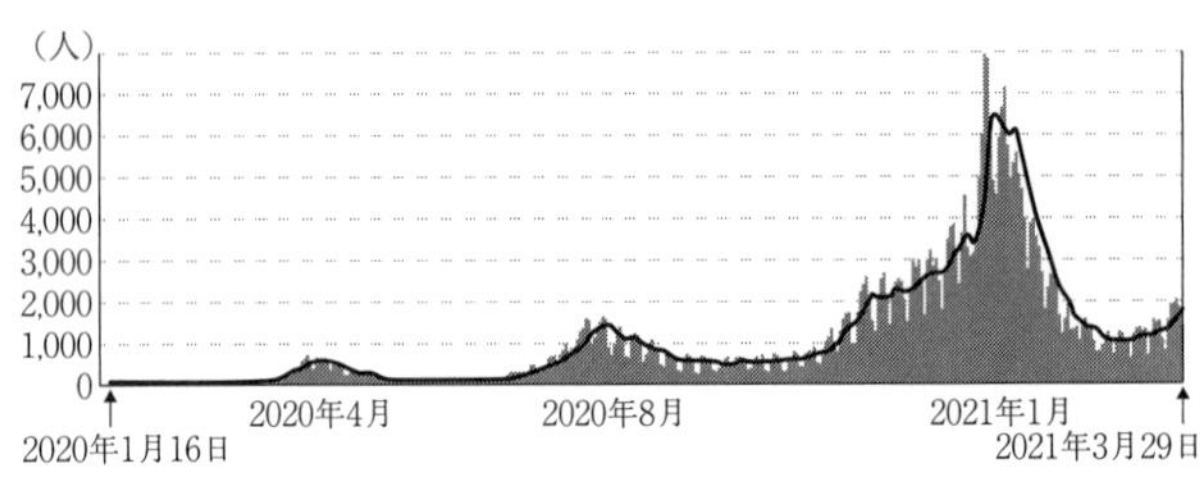

図２　日本における新型コロナウイルス（COVID-19）日ごとの新規感染者数の推移

かけて、第二波（二〇二〇年八月頃が峠）があり、緊急事態宣言を発出することなく、なんとか乗り切った。しかし、一一月頃から第三波（二〇二一年一月頃が峠）に見舞われ、二〇二一年一月七日に第二次緊急事態宣言（〜三月二一日に最終解除）を発出した。ワクチン接種の拡大などにより、あるいは、一定の自然免疫により、このまま終熄するのか、それとも、変異種などの影響により、あるいは、焦った経済・往来再開の政策判断により、第四波・第五波を受けることになるのかは、現時点では判らない。

（2）厄災禍と災害行政

このように、日本は様々な厄災禍に見舞われている「災害大国」であるが、そのなかでも、死者・行方不明者二万人以上を出し、さらに、福島第一原子力発電所国際原子力事象評価尺度（ＩＮＥＳ）レベル七（苛酷）事故を伴った東日本大震災は、やはり圧倒的な災害であった。また、ＣＯＶＩＤ-19は現時点では終熄していないので人的被害の全体像は予断を許さないが、社会経済打撃に伴う関連死を含めれば、これもまた甚大な存在といえる。

COVID-19の場合には、感染症での死者・重症者や後遺症などの〈コロナ禍〉そのものだけではなく、感染拡大防止のための外出・営業自粛などの〈コロナ禍対策〉が、経済・社会・生活・文化を損傷させた苛政による〈コロナ対策禍〉という人災も小さくないかもしれない。例えば、二〇二〇年（暦年）の日本のGDP成長率は、内閣府国民経済計算によれば、名目マイナス三・九％、実質マイナス四・八％である。また、日本社会のジェンダー構造のゆがみのゆえに、自粛経済・自宅蟄居の負担がのしかかる傾向の強い女性の自殺は、二〇二〇年には前年比八八五人増加（男女全体で七五五人増、つまり、男性自殺は減少、合計二〇九一九人）となった。

そこで、本書では、主に東日本大震災とCOVID-19を念頭に置きつつ、国・自治体の災害行政を見ていこう。

†災害行政の分析枠組

（1）災害復興と復興災害

災害が発生すると、災害行政が展開され、様々な、応急、復旧、復興の取組がなされる。

しかしながら、災害復興を目指したはずの行政の展開によって、かえって、さらなる二次的被害が生じるという現象が、しばしば見られる。

例えば、災害によって、家屋や仕事や地域社会（コミュニティ）や生活を喪失した場合、復旧によって家屋・仕事・地域社会・生活を再建しようとする。あるいは、同じように復旧するのでは、再び同じような災害に遭うことが予想され、また、「禍転じて福となす」ために、災害以前よりもよい状態を目指すという復興が目指される。さらにいえば、「創造的復興」という標語で、復興をより大きく目指すこともある。

このように、主観的によかれと思って、あるいは、ショック・ドクトリン的な思惑をうちに秘めて、災害復興が行われるとき、ときに、家屋・仕事・地域社会・生活の復興には全くつながらず、かえって逆効果になることがある。これを「復興災害」と呼ぶ[4]。例えば、津波被害を受けた地区では、同じように沿岸低地に住宅を再建するわけにはいかず、巨大防潮堤、かさ上げ、高台移転などの災害復興がなされるのも、行政のなり行きかもしれない。しかし、こうした復興は、むしろ、津波災害の危険性はあったが、同時に海にひらかれた豊かな家屋・仕事・地域社会・生活を失わせることでもあり、単なる復旧より悪い、と思う住民がいることもある。もちろん、「災害復興」と評価するか、「復興災害」と評価するかは、価値観に基づく政策判断であるので、絶対的に災害復興や復興災害が存在するわけではない。しかし、合意形成が不充分であれば、常に、「復興災害」と評価する住民が多く残ることになる。

(2) コロナ禍対策とコロナ対策禍

COVID-19などの感染症蔓延への対策も、同種の現象が起き得る。COVID-19を、地震・津波などと同種の「災害」と見るか、「災害」とは異なる「公衆衛生上の危機管理問題」として見るかは、政策枠組(フレーミング)によるが(第1章で後述)、行政が対処すべき大きな厄災禍という政策課題ではある。行政はCOVID-19によって引き起こされる諸問題、すなわち、「コロナ禍」に対処すべく、様々な対策を打つ。これが、「コロナ禍対策」である。

しかし、「コロナ禍対策」が、効果を発揮するとは限らない。行政には打つ手がない、ということもあり得るからである。加えて、「コロナ禍対策」が、さらなる問題を引き起こすこともあり得る。その問題はいろいろな形態があり得る。最もまずいのは、COVID-19蔓延防止を目指したコロナ禍対策が、かえってCOVID-19の蔓延を促進する逆効果のときである。例えば、感染者を自宅療養させたせいで、家庭内感染を蔓延させる、ことなどである。また、全くの効果がないというコロナ禍対策もある。例えば、ぬるま湯を呑むとウイルスは死滅する、という「予防策」である。もっとも、効果がないだけで、特段の悪い効果もない。

通常の問題は、COVID-19の蔓延防止には一定の効果があったが、別の副次的な悪影響を起こしてしまうことである。この場合には、「コロナ禍対策」の結果として、さらなる別の問題が生じる。これが「コロナ対策禍」の最も基本的な形態である。そして、世間的には、もともとの感染症蔓延（「第一義的コロナ禍」）に、コロナ禍対策によって生み出された副次的な厄災禍を含めて、全体が広い意味での「（広義）コロナ禍」と呼ばれているようである。要するに、〈第一義的コロナ禍→コロナ（禍）対策→コロナ対策禍→広義コロナ禍〉、という行政様式である。

（3）コロナ対策禍の無限ループ

理念的な行政様式は、〈第一義的コロナ禍→コロナ（禍）対策→コロナ禍解決〉である。また、次善的には、〈第一義的コロナ禍→コロナ（禍）対策→コロナ対策禍→広義コロナ禍→広義コロナ禍対策→広義コロナ禍解決〉というものである。つまり、当初のコロナ対策で問題が生じたとしても、さらなる対処をして、問題解決を図ればよい、ということになる。実際、行政はこうしたことを目指して努力しており、また、専門的政策論は、どのようにすれば問題解決に至るのか、の方策を解明すべく知的格闘するものである。そのような、行政努力や知的格闘は重要である。

しかし、本書では、行政学の観点から、為政者・専門家による行政努力や専門知的格闘の目線からこぼれ落ちがちな、〈コロナ対策禍〉に焦点を当てる。政策過程のフィードバックループは、問題解決で終了するとは限らない。論理的には、〈第一義的コロナ禍→コロナ（禍）対策→コロナ対策禍→広義コロナ禍→広義コロナ禍対策→広義コロナ禍対策禍→広義コロナ禍対策禍対策→広義コロナ禍対策禍対策禍……〉という無限ループに開かれているからである。

問題解決の可能性を放棄することは、行政・為政者としても、学知・専門家としてもあり得ないことで、限界はあるにせよ、問題解決に向けて行動するのが職業倫理であろう。問題解決できるように、専門知が開発され、行政が的確に行動すれば、無限ループはなくなるかもしれない。しかし、行政とは政策判断であり、価値判断の問題でもある。人々の間に合意形成がなければ、同じ現象でも、「問題」と評価されることもあれば、「問題解決」と評価されることもある。時を経て評価が逆転することもある。行政は最大公約数を目指すとしても、「問題」という評価を残すものである。したがって、常に開かれた無限ループを考えていくべきなのである。

そして、異論のない全員一致の合意形成は実現可能ではない。また、健全な政策過程として、異論のない状態が、望ましいものでもない。しばしば、甚大な災害など「非常時」「国難」が生じると、「絆」「国論統一」「一致団結」「ワンボイス」や「果断なリーダーシップ」や「同調」「自粛」が求められたりする。もっと言えば、合意形成を丹念に行って異論がなければ、「問題解決」がされたことになる。権力的・専制的に異論を封じ込めれば、いかなる対策をしようとしまいと、常に「問題解決」はなされる。しかし、それはむしろ危険である。それこそが、「対策禍」の一つなのである。

†一般的含意

復興災害やコロナ対策禍は、一般化すれば、行政の対処による問題発生である。行政の対処(有為対策/無為無策)と行政への評価(有効/無効または逆効果)を組み合わせれば、四類型ができる。あるべき災害復興やコロナ対策は、行政の有為対策によって、有効と評価され、問題解決に至ることである。しかし、復興災害やコロナ対策禍は、行政の有為対策によって、かえって逆効果の被害が生じることである。

経済政策で言えば、表のような具合である。そもそも、「経済政策」という用語自体、行政の有為対策によって有効な結果を生む、あるいは、生むべきもの、という含意が込め

		行政への評価	
		有効	無効または逆効果
行政による対処	有為対策（作為）	景気刺激政策 規制政策	政府の失敗
	無為無策（不作為）	レッセフェール	市場の失敗

表１　経済政策の４類型

		行政への評価	
		有効	無効または逆効果
行政による対処	有為対策（作為）	予防接種（天然痘、はしか、など） 一定の副反応は許容	予防接種禍（重篤な副作用）
	無為無策（不作為）	自然感染による免疫獲得、さらに、流行による集団免疫	感染症蔓延、重篤な発病

表２　予防接種政策の４類型

られている【表1】。

予防（ワクチン）接種政策で言えば、表のような具合である。そもそも、「予防接種政策」という用語自体も、行政の有為対策によって有効な結果を生む、あるいは、生むべきもの、という含意が込められている【表2】。

このように、コロナ対策禍という分析枠組は、一般的に広く行政に適用することが可能である。要するに、行政の作為による失敗の研究である。その点で、コロナ対策禍を検討することは、行政一般の問題を検討することにもつながるのである。

（1）例えば、復興庁ホームページも「復興五輪」を掲げている。
（2）世界における新型コロナウイルス（COVID‐19）感染者・死亡者数の推移グラフWHO（世界保健機関）発表資料より［COVID-19 Report］（jpmarket-conditions.com）。
（3）朝日新聞集計。新型コロナウイルス感染者数の推移：朝日新聞デジタル。
（4）塩崎賢明『復興〈災害〉――阪神・淡路大震災と東日本大震災』岩波新書、二〇一四年。

第1章 災害対策と自治体

1　災害行政組織の特徴

†災害行政組織の必要性

東日本大震災復興基本法第三条に基づき、二〇一九年一二月二〇日に政府は「「復興・創生期間」後における東日本大震災からの復興の基本方針」を閣議決定した。「二．復興を支える仕組み」として、復旧・復興事業の規模と財源、法制度（東日本大震災復興特別区域法・福島復興再生特別措置法・株式会社東日本大震災事業者再生支援機構法など）、自治体支援を掲げる。また、「三．組織」として、これまでの復興庁・復興大臣・三復興局の体制に言及し、今後も「復興の司令塔として各省庁の縦割りを廃し、政治の責任とリーダーシップ……のための組織を置く」として「被災地方公共団体等の意見を聴きつつ、後継組織の具体化を検討する」としている。結果的に、二〇二〇年六月に復興庁設置法は改正され、一〇年間の時限設置であった復興庁の設置期間が一〇年間延長され、二〇三一年三月三一日までとされた。

同基本方針は沈黙しているが、いまひとつの災害行政組織として、現在も原子力災害対策本部が設置されたままである。[1] 原子力災害対策特別措置法（以下、原災法）第一五条の規定に基づき、二〇一一年三月一一日に原子力緊急事態宣言が発せられて、今日まで完全には解除されていない。逐次部分的に避難指示区域が解除されているので、そのたびごとに原子力災害対策本部長（首相）から核害被災自治体への指示は改訂されている。[2]

このように、災害対策は災害行政組織を必要とする。災害発生などに直面した為政者には、その時点で特定の災害行政組織が与えられており、その組織をもとに災害行政対応をして、さらに、実際の災害行政対応に直面するなかで災害行政組織を設置・改組し、その新たな災害行政組織によって災害行政対応にあたり、または、将来の災害に備えた災害行政組織の整備を行う。本節では、このような災害行政組織の設置・改組・整備・運用の特徴を検討するものである。そこでは、空想的な観念論・仮想論のなかで、権力集中への指向性を埋め込んだパターン化された現象が観察できることを示す。

実際の災害行政組織が、災害対策に成功するか失敗するかは、そのときどきの関係者との連携・協力関係や、災害に伴う業務の多寡、さらには運不運などに左右される。多数の関係者から行政活動や民間営利・非営利活動の分業の網の目が形成されている以上、それぞれの組織・団体とその関係者が、それぞれに地道に活動し、それぞれに自律的に調整をして連携をしていくしかない。全知全能の司令塔が、多種多様な全ての関係者を災害対応に向けて、差配することなどはあり得ないのである。

以下では、災害行政組織の型式を説明していこう。第一は、防災会議・災害対策本部方式であり、第二は、緊急本部方式である。後者が、権力集中への指向性を反映したものである。

†防災会議・災害対策本部方式

(1) 災害行政における乖離

災害において、行政需要は急増するが、行政能力（提供・供給能力）は低下していることが多い。広域大規模災害でなければ、遠隔地からの応援も不可能ではないが、遠隔地の行政能力は特に増えているわけではない。したがって、全国的には行政能力は低下しており、それゆえに、より効率的な組み合わせが期待される。とはいえ、災害が発生したからと言って、日常的な行政需要が消えるわけではない。日常業務をしながらのプラスアルファの仕事になる。

行政は、ルーティン化・パターン化した作業は得意だが、新規事態への取組は不得手である。災害時に期待される能力は、必ずしも平常時の能力とは同じではないかもしれない。しかし、現実の人員・組織が同じである以上、結局は、平常時の能力によって対応するしかない。つまり、災害時にも、潜在的に平常時にできることしか、結局はできない。また、災害時のみのために備蓄した人員・組織・能力には期待できない。災害行政対応にのみ特化し、災害行政対応をルーティン化・パターン化し、平常時にはただ備えているだけ、という災害行政組織は、平常時には遊休化してしまうので、大々的にはあり得ない。それゆえ、日常的に使われている行政組織を、災害行政に向けて転用することが、基本となる。これが、防災会議・災害対策本部方式である。

(2) 伊勢湾台風と災害対策基本法

現在の災害行政は、災害対策基本法(以下、災対法)をもとにしている。これは、一九五九年の伊勢湾台風を契機に、それまでの場当たり的な災害対策を総合化して、一九六一年に制定したものである。この時期は、一九六〇年の日米安全保障条約改定の時期を挟む。岸信介内閣・池田勇人内閣ともに、内閣指導を指向しつつ、同時に、国民の反対運動に対して、自衛隊の治安出動は自制し、政治責任を負って岸内閣が退陣し、池田内閣が「忍耐と寛容」を掲げる時期であった。

災対法は、累次の改正があるが、現状の概要は以下の通りである。

国・都道府県・市町村、指定公共機関・指定地方公共機関が、それぞれ防災計画・実施をしつつ、相互協力する責務がある。防災の組織化・計画化のための総合調整機関としての防災会議を、国・都道府県・市町村の各層に置く。(3) 災害発生(の恐れ)の場合には、総合的・有効に災害応急対策を実施するための災害対策本部を、各層は設置する。(4) 前述の通り、風水害・地震など災害は毎年のように頻発しているので、国レベルの非常災害対策本部の設置自体は年中行事のルーティン化している。(5)

(3) 趣旨

災害対策の基本発想は、国や行政だけでは対応能力に限界があるという認識であり、自治体・指定公共機関などの各組織・団体の自発的行動に期待している。もちろん、各組織・団体の対策行動が齟齬を来すことは有効ではないから、計画による調整、自律的な相互協力が想定されている。逆に言えば、一元的に統御できる全能の司令塔的組織を想定していない。

災害に特化した常備実働組織は無駄なので、既存の行政組織の転用した集合体である防災会議＝総合調整機関に限定している。実働は、国の各省庁や自治体の各部局や、さらには指定公共機関などの非行政(民間)団体に委ねられる。発災時に設置される災害対策本部も、日常の行政組織を災害応急対策に転用した会議体に過ぎない。要するに、閣議や庁議と基本的には変わらない。

防災会議や災害対策本部の総合調整という権限は、計画と相互協力を促進することが狙いである。その意味で、自律・分散・協調的な災害対策を期待していると言えよう。

†緊急本部方式――権力集中への指向性

(1) 内閣機能強化論

一九九〇年から九一年の湾岸危機に対して、日本政府には対応が後手に回ったと国際的に批判されたという「トラウマ」がある。また、一九九五年の阪神・淡路大震災に対して、国の対応がうまくいかなかったという「反省」がある。こうしたことから、内閣主導により全省庁を動員できる体制を模索するようになった。橋本龍太郎政権で着手された行政改革会議による内閣機能強化論は、二〇〇一年の中央省庁等改革で実現した。小泉純一郎政権の官邸主導や、第二次安倍晋三政権の一強体制を生み出した制度基盤である。

内閣機能強化の極限は、日本社会に存在する全ての組織・団体を、内閣・官邸・政権が、一元的に統制・動員することである。様々な主体が存在するが、その代表は、①各省、②各種独立機関（会計検査院、人事院、内閣法制局、日本銀行、検察庁、日本学術会議など）、③国会（特に野党）、④準公共的団体（日本赤十字社、医療機関、NHK他報道機関など）、⑤企業・経済団体、⑥自治体、⑦学者・専門家、⑧「社会参加」していない（＝上記①〜⑦組織を介して統制・動員できない）一般民衆（住民、女性、子ども）、などである。このうち、特に、大きな実働力を持っているのは、各省、企業、自治体である。内閣機能強化とは、内閣が各省・企業・自治体などに影響力を確保する方策を組織化していくことである。

（2）重要政策会議と中央防災会議

①重要政策会議

官邸主導で政権運営を進めるべく、内閣・首相を助ける「知恵の場」としての内閣府の機能を充分に果たすため、「重要政策会議」（内閣府設置法第一八条「重要政策に関する会議」）が位置づけられた。重要政策会議は、権力集中への指向性と内閣機能強化の願望を行政組織に翻訳したものである。

重要政策会議は、首相または内閣官房長官を議長とし、関係大臣と有識者などから構成する会議である。具体的には、

(1)経済財政諮問会議
(2)総合科学技術・イノベーション会議
(3)国家戦略特別区域諮問会議（二〇〇一年当時には未設置）[6]

(4)中央防災会議

(5)男女共同参画会議

である。このほか、国家安全保障会議(内閣設置)も同族(または、さらに強権指向)の組織と言える。[7]

国政における権力集中を目指す内閣機能強化と、国政からの自律的な組織・団体の強化という権力分散を目指す規制緩和・市場経済や地方分権・地方自治などとは、方向性としては矛盾するものである。

②内閣支配の対象

これらの重要政策会議には、国政における権力集中への指向性が埋め込まれている。

(1)は、経済財政への「司令塔」として企業・業界へ政権が介入を行う「統制経済」指向である。一見すると、小泉政権以降、国は規制緩和・新自由主義改革を進めているように見えるが、競争を強制することもあれば、文字通りの統制経済を指向することもある。例えば、金融再生プログラムによる不良債権処理や、アベノミクスの官製賃上げなどがある。後述するように、災害緊急事態での政権の関与も統制経済であり、例えば、COVID-19対策の各種GoToキャンペーンも、個別取引への行政による個別介入を行う統制経済指向である。

(2)は、科学・専門性への政権の支配を強化する狙いであり、この延長線上に、COVID‐19対策での有識者・専門家の利用の仕方や、独立性のあるはずの日本学術会議の会員任命拒否問題などがある。また、小中高校・大学などの学校も、政権の直轄支配の対象と理解されているのであろう。

(3)は、自治体への動員・統制であり、二〇〇〇年分権改革の否定である。

(5)は、「女性活躍」と題して、政権が女性を出産・育児・労働へ動員するものである。女性が「社会進出」していない場合には、企業・各種団体・自治体などを通じて、間接的に動員することはできない。それゆえに、「女性活躍」「社会進出」させる必要がある。また、子どもや次世代を動員する上でも、女性＝母親の「活躍」は重視される。論理的には、高齢者も間接的な動員が困難であるから、高齢者活躍＝一億総活躍＝人生百年などの方策が必要になる。しかし、高齢者は重要政策会議には明確には位置づけられていない。

さて、災害行政組織に関わるのが、(4)の中央防災会議である。これは、二〇〇一年の内閣機能強化によって設置されたものではなく、前述の通り、災対法に基づく。しかし、内閣機能強化のなかで、他の重要政策会議と並ぶかたちで、権力集中の指向性のなかに位置づけられたのである。そして、さらに言えば、災対法には、もともと災害を理由とする強力な緊急本部方式が位置づけられていたのである。これが緊急災害対策本部である。

(3) 災害緊急事態

①災害緊急事態布告・緊急災害対策本部・対処基本方針

重要政策会議の一つである防災会議であるが、発災前の権力集中は、前述のように不充分なかたちで留まっている。しかし、発災後の権力集中は、災対法「第九章　災害緊急事態」(第一〇五条以下)に規定されている。非常災害が発生し、当該災害が国の経済および公共の福祉に重大な影響を及ぼすべき異常かつ激甚で、当該災害に係る災害応急対策を推進するため特別の必要があると認めるときは、首相は閣議にかけて災害緊急事態の布告をする。布告には、⑴区域、⑵事態概要、⑶発効日時が示される。二〇日以内に国会に付議して承認を求めなければならない(不承認時は布告廃止)。国会閉会中や衆議院解散時には、その後最初に召集される国会で承認を求める。首相は、災害緊急事態の布告に伴い、布告地域を所管区域として、緊急災害対策本部を設置する。

布告に基づき、対処基本方針を制定し、当該災害に関する情報を公表する。また、重要物資をみだりに購入しないことなどを国民に対して求める権限が発生し、国民には努力義務が課される。避難所、臨時医療施設、埋葬・火葬、廃棄物処理等の特例が認められ、行政・民事・刑事の延長延期措置（特定非常災害特別措置法）が執られる。

②非常時権力集中方式——国会・市場・自治体に対する内閣強化

非常時の権力集中の対象は、第一に国会である。立法権と行政権の権力分立ではなく、行政権＝内閣側に集権するものである。国の経済の秩序を維持し、公共の福祉を確保するため緊急の必要がある場合、国会閉会中や衆議院解散中、臨時会召集や参議院緊急集会のいとまがないとき、緊急措置政令を制定できる。なお、臨時会召集または参議院緊急集会を求め、政令に代わる法律制定または政令承認を得る必要がある。具体的には、(1)生活必需物資配給・譲渡・引渡制限等、(2)価格上限規制、(3)金銭債務の支払延期・延長である。

権力集中の第二の対象は、緊急措置政令からも判るように、市場経済・民間企業である。要するに、災害緊急事態においては災害時統制経済が「法的」には可能になる。しかし、現実に統制経済（＝現物配給）を遂行する能力は、行政にはない。物資・役務の絶対量が足りないときには、法的措置はほとんど無意味である。絶対量があるときのみ、将来不安から生じる買い占め・売り惜しみ等は防げる程度である。市場経済に対する政府の差配が可能であるとはとても思えないが、このような統制経済という手段しか用意していない。仮に法的に措置をしても、事実としての実態を改善することはできない。法律を作っても、人と物が生じるとは限らないからである。

第三に、権力集中の対象は自治体である。緊急災害対策本部長（首相）は、自治体に対して必要な指示を出すことができる（災対法第二八条の六②）。なお、非常災害対策本部の段階でも、自治体に対する非常災害対策本部長（国務大臣）によって、国からの指示は、すでに可能である（災対法第二八条②）。

（4）緊急事態布告＝対策本部＝非常時集権方式

①概説

緊急事態布告＝対策本部＝非常時集権方式は、それぞれの差異を含みながら、他の厄災禍にも、概ね転写されている。それならば、オール・ハザード・アプローチとして、いかなる種類・原因の厄災禍にかかわらず、一般的に、内閣方針発出＝対策本部設置＝非常時集権方式が制度化されてもよいかもしれない。しかし、現状では厄災禍の種類ごとに個別法が制定されている。

②戦禍

事態対処法（武力攻撃事態等及び存立危機事態における我が国の平和と独立並びに国及び国民の安全

の確保に関する法律）に基づき、首相は閣議にかけて対処基本方針（「武力攻撃事態等又は存立危機事態への対処に関する基本的な方針」）を定め、国会の承認を求める。ここでは、立法権への集権は制限されている。対処基本方針が定められると、閣議にかけて内閣に臨時に事態対策本部を設置する。方針を定めてから、本部を設置するタイプである。

また、武力攻撃事態・存立危機事態以外ではあるが、それに準じるような緊急対処事態[8]に至ったときにも、対処方針（「緊急対処事態対処方針」）を定める。このときも、首相が閣議に懸けて、国会の承認を求める。同様に、緊急対処事態対処方針が定められると、閣議にかけて、臨時に内閣に緊急対処事態対策本部を設置する。

対策本部長（首相）は、対処基本方針に基づき、指定行政機関、自治体、指定公共機関に対して総合調整を行うことができる。また、国民の生命・身体・財産の保護や武力攻撃の排除に支障があり、特に必要があると認める場合であって、前記総合調整に基づく所要の対処措置が実施されないときは、対策本部長の求めに応じ、別に法律で定めるところにより、関係自治体などに対して指示できる。あるいは、首相は、自治体などが実施すべき対処措置を代行できる。

そして、国民保護法（武力攻撃事態等における国民の保護のための措置に関する法律）では、国（対策本部長＝首相）は、警報を発令して、都道府県に通知し、都道府県から市町村へ通知

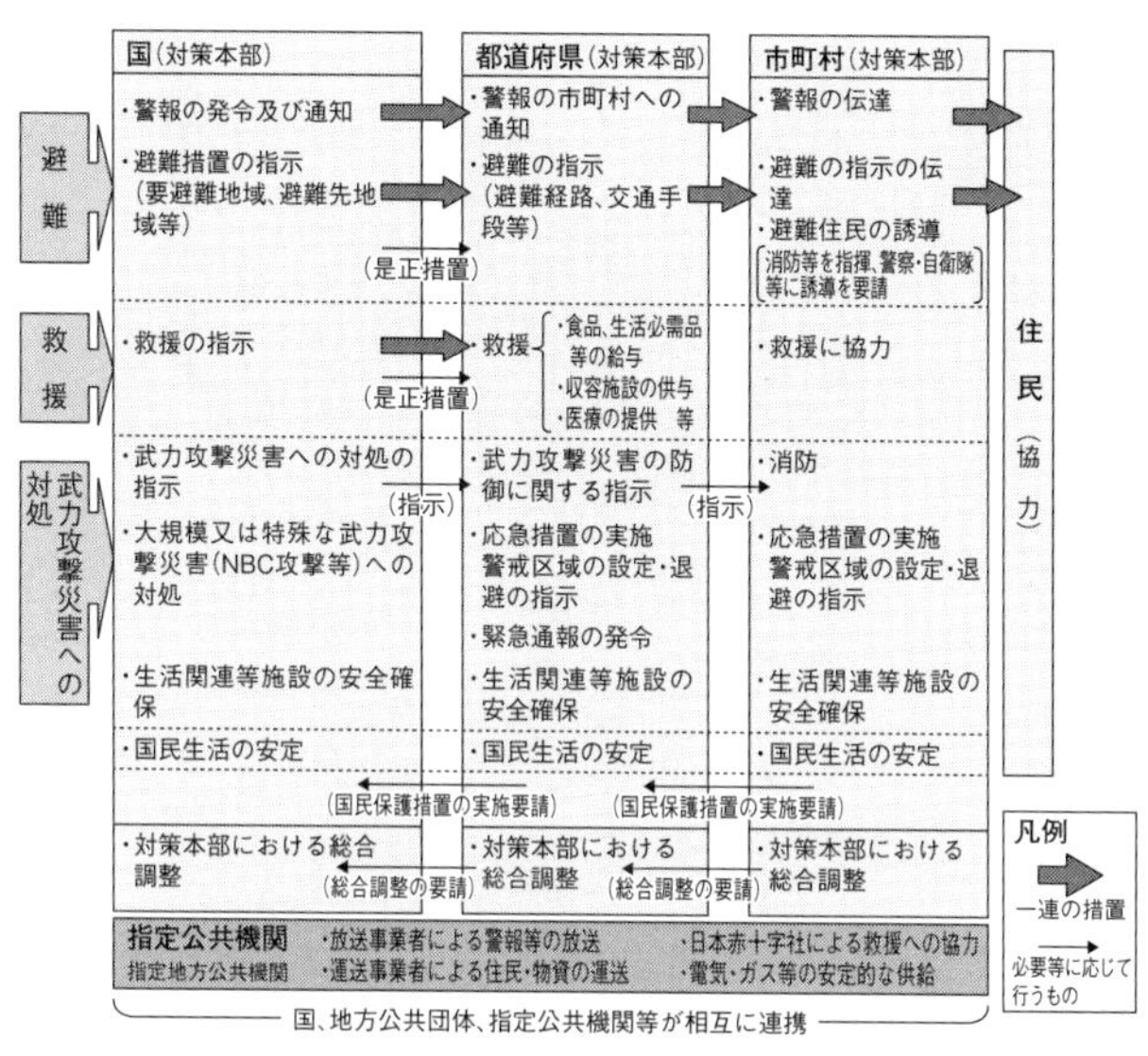

図　国民の保護に関する措置の仕組み（『消防白書』）

し、市町村から住民に伝達する。そのときには、必要に応じて、都道府県に対して、要避難地域・避難先地域・関係機関が講ずべき措置の概要を示して、避難措置指示を出す。都道府県は市町村に避難を指示し、市町村が住民を避難誘導する。さらに、避難措置指示を出したときには、国は都道府県に救援措置指示を出す。都道府県は、食品・生活必需品・収容施設などの救援を実施する。また、武力攻撃災害に関しても、国は、都道府県に対処を指示できる[9]【図】。

ことの性質上、住民の避難・救援や武力攻撃災害（要するに「戦禍」）への対処が含まれるが、それに加えて、国民生活安定措置が統制経済として執られる。

③**原子力災害（核害）**

原子力災害対策特別措置法（原災法）に基づき原子力緊急事態宣言が発出されたときには、原子力災害対策本部を設置する。宣言を発出してから本部を設置するタイプである。原子力災害は、本部を設置してから関係大臣で議論をして宣言をとりまとめる余裕がなく、専門機関（かつては原子力安全・保安院など、現在は原子力規制委員会）から緊急事態である通知があれば、ほぼ自動的に、直ちに首相が原子力緊急事態宣言を発出するからである。

対策本部長（首相）は、自治体などに対して指示権限を得る。そして、緊急事態応急対策または原子力災害事後対策を実施する。緊急事態応急対策は、ことの性質上、避難・救難・救助、放射線量測定、放射性物質除去などが含まれるが、食糧、医薬品その他の物資の確保という配給経済が想定される。

④**疫病禍**

新型インフルエンザ等対策特別措置法（以下、特措法）では、厚労相の報告に基づき首相は内閣に新型インフルエンザ等対策本部を設置する。政府対策本部長（首相）は、新型インフルエンザ等が国内で発生し、その全国的かつ急速な蔓延により国民生活および国民経済に甚大な影響を及ぼし、またはそのおそれがあるものとして政令で定める要件に該当する事態が発生したと認めるときは、新型インフルエンザ等緊急事態宣言を発出する。本部を設置してから宣言を発出するタイプである。

首相は知事などに、知事は市町村長などに、対する指示権限を得る。新型インフルエンザ等緊急事態措置として、ことの性質上、蔓延防止に関する措置、医療等の提供体制の確保に関する措置も含まれるが、国民生活・国民経済の安定に関する措置という非常災害時統制経済が想定されている（第3章第1節なども参照）。二〇二〇年三月改正同法により、今回のCOVID－19対策にも転用されている。

†災害復興官庁論

防災会議・災害対策本部にせよ、特定の宣言・布告・方針が発出されたときにのみ権力集中を目指す緊急災害対策本部にせよ、既存の通常の行政組織を災害行政にも転用することが基本である。これらを本部方式として一括するならば、本部方式とは、既存の省庁などの行政組織を前提に、横断・総合調整する組織である。

このような組織体制のままで災害復興に臨めば、復興事業は各省庁・自治体で分担・分業されることになる。多数の組織・団体が分業すれば、縦割の弊害や連携・調整問題が不可避的に発生する。それゆえ、権力集中的に理想的な災害復興を目指す立場からは、一元的な統轄官庁が求められるのである。こうした発想を災害復興官庁論と呼ぶことにしよう。災害復興官庁が災害行政組織として求められ続けるのは、しかし、それが十全には実現しないと考えられるのは、日本の災害行政組織の特徴の一つである。[10]

(1) 帝都復興院

一九二三年九月一日の関東大震災は、災害復興官庁論の先例である。翌九月二日には、首相を総裁、内相を副総裁とする臨時震災救護事務局が設置された。これは、今日の災害行政組織で言えば、緊急災害対策本部に相当するだろう。その後、直ちに帝都復興に向けて、九月一九日には帝都復興審議会が設置され、九月二七日に帝都復興院が設置された(帝都復興院官制)。帝都復興院の総裁は内相・後藤新平(元東京市長)である。

帝都復興院は、後藤新平の「大風呂敷」と呼ばれる、大規模な帝都復興計画を立案した。しかし、枢密院・大蔵省・野党政友会などの抵抗で、大幅に縮小されたと言われる。他方で、帝都復興事業によるレガシーが、その後の東京の都市基盤となったとも言われる。[11] その点では、決して過少になったわけではない。その意味で、強力な災害復興官庁論の起点になっている。帝都復興院は、一九二四年二月二五日に廃止され、帝都復興事業は内務省復興局（外局）へ引き継がれた。この時点で、災害復興官庁は消滅し、各省という既存行政組織に再吸収された。[12] さらに、一九三〇年四月一日に復興事務局に改組され、一九三二年四月一日にそれも廃止された。

(2) 戦災復興院

第二次世界大戦の被害は、戦災復興を求めるものであった。敗戦後三ヵ月の一九四五年一一月に戦災復興院は設置された（戦災復興院官制）。同年一二月には、戦災復興計画基本方針を閣議決定している。わずか二ヵ月未満で策定したのは、内務省計画課長・大橋武夫が敗戦前から密かに策定作業したからという。産業立地と全国人口配分等に関する合理的方策、広幅員（一〇〇メートルなど）道路の整備、「過大都市の抑制」・「地方中小都市の振興」を図る計画策定のための基本方針などを盛り込んでいた。

一九四六年九月に特別都市計画法が制定され、戦災都市指定は全国一一五都市に及んだ。九割国庫補助の財政措置があった。しかし、一九四八年一月には、旧内務省国土局と統合して、建設院（のちの建設省）となった。そして、一九四九年二月のドッジラインにより大幅縮小され、国庫補助も五割へと削減された。[13]

戦災復興は、そもそも全国土の全省に関わるもので、単一の災害復興官庁の手に余るものと言えよう。仮に戦災復興を戦災復興院が引き受けるならば、結局、日本国政府全体と同じ業務になり、機能しない。また、空襲被害などの直接の戦災以上に、経済破綻からの復興こそが、戦後復興の本体となると、これまた災害復興官庁の手に余る。災害復興官庁とは、国民経済が機能しているときに、復興事業を各省縦割にしないための災害行政組織であるが、そもそも災害復興官庁に経済復興を担うことはできない(14)。

(3) 阪神・淡路復興対策本部

一九九五年一月一七日に発生した阪神・淡路大震災は、伊勢湾台風以来の大規模災害であった。同日、直ちに「平成七年兵庫県南部地震非常災害対策本部」(本部長=国土庁長官)が設置され、さらに、一月一九日に「兵庫県南部地震緊急災害対策本部」(本部長=首相、本部員=全閣僚)が設置された。前述の通り、阪神・淡路大震災は、権力集中に向かう一つの契機ではあるが、緊急災害対策本部という組織の設置の可能性自体は、災対法によりもともと予定されていた。

一九九五年二月に阪神・淡路復興法(「阪神・淡路大震災復興の基本方針及び組織に関する法律」)が制定された。それに基づいて、「阪神・淡路復興対策本部」(本部長=首相、二〇〇〇年二月二三日廃止）と「阪神・淡路復興委員会」（一九九六年二月一四日廃止）とが設置された。災害復興行政においても、基本方針＝対策本部方式が採用されている。ただし、基本方針も対策本部も、個別法定である。なお、阪神・淡路復興委員会の廃止後には、「阪神・淡路大震災復興関係省庁連絡会議」（議長：内閣官房副長官補）が置かれた。

（4）復興庁

二〇一一年三月一一日に東日本大震災が発生すると、緊急災害対策本部（災対法）と原子力災害対策本部（原災法）による応急対応組織が設置された。それぞれに、被災者生活支援チームが置かれた。

震災復興に関しては、二〇一一年四月一一日に「東日本大震災復興構想会議」が設置された。構成員は有識者と被災三県知事である。そして、政府は、二〇一一年五月一三日に「東日本大震災復興の基本方針及び組織に関する法律案」をとりまとめた。それにより、「東日本大震災復興対策本部」（本部長＝首相、本部員＝全閣僚）を置くとともに、すでに先行設置されていた「東日本大震災復興構想会議」に法的根拠を与える。つまり、阪神・淡路大震災と同じ方式である。帝都復興院のような災害復興官庁方式を採らないのは、新たな災害行政組織の立ち上げは時間が掛かるので、各省など各部署で早急に復興に着手すべきとされたからである。これに対して、野党・自民党は「復興再生基本法案」を提示し、復興再生院を設置し、復興計画の策定・実施の一元化を図る災害復興官庁論に立っていた(15)。

ねじれ国会(与党の参議院過半数割れ)を前提に、国会修正を経て、二〇一一年六月二〇日に東日本大震災復興基本法として制定された。基本理念と基本的施策はあるが、基本方針を法定したものではない。また、第三章「東日本大震災復興対策本部」と第四章「復興庁の設置に関する基本方針」が併存する変則的な設置法である。別に法律で定めるところにより、内閣に復興庁を設置するものとする、という規定である。同本部の所掌事務は、東日本大震災復興基本方針に関する企画・立案と総合調整、自治体・関係行政機関が行う復興事業への支援・実施とこれらの総合調整などである。また、同本部に復興構想会議が位置づけられた。これを受けて、二〇一一年七月二九日に「東日本大震災からの復興の基本方針」(同本部決定)が策定され、二〇一一年一二月九日に復興庁設置法が成立した。

復興庁は、内閣法・国家行政組織法の枠外で、内閣直属かつ内閣府と同格の組織である。一〇年間の時限設置であったが、前述の通り、二〇三一年まで一〇年間の延長が為された。復興庁の長は首相であるが、復興大臣も置く。内閣官房における内閣官房長官のような位置づけである。仮に、内閣府に復興庁を置くと、内閣府外局として国務大臣が復興庁長官となることになる。復興庁には、復興推進会議(議長=首相、副議長=復興大臣、議員=全閣僚など）と、復興推進委員会（有識者・被災三県知事）が置かれる。復興推進委員会は、当初は復興構想会議の延長線上であったが、政権交代でメンバー入れ替えがなされた。

復興庁は、災害復興官庁論を受けており、首相直属の組織として、国から見て、復興政策の企画立案や事業官庁・自治体との調整・連携を果たす「司令塔」で、自治体など陳情する側から見て、「ワンストップ」で政策実施をする、とされている。もっとも、ここでいう「司令塔」とは、トップダウン統制ではなく、法律上の所掌事務も対策本部と同様に、基本的には総合調整を標榜して、各組織を補完して連携することに限られている。

（5）大規模災害復興法

東日本大震災では、ねじれ国会などの影響もあり、当初は本部方式を目指していたが、形式的・外見的には災害復興官庁論を反映したかのような復興庁が設置された。しかし、前記の通り、総合調整に留まるので、実態は本部方式である。こうした実態を受けて、政権交代後の二〇一三年には、大規模災害復興法（「大規模災害からの復興に関する法律」）が制定された。こうして、本部方式が法制化された。

同法は、東日本大震災の教訓と課題を踏まえた復興の枠組の創設である。そのうち、緊急を要するものは、二〇一二年の災対法改正で措置された。その際に、附則および附帯決議で、引き続き検討すべきとされた復興の枠組については、中央防災会議「防災対策推進検討会議」の最終報告（二〇一二年七月）で検討され、あらかじめ法的に用意することとなった。

具体的には、以下の通りである。⑴首相は内閣府に復興対策本部を設置する（首相が本部長、閣議決定＝新たな立法措置が不要）。⑵首相は現地復興対策本部を設置できる（閣議決定）。⑶復興対策本部のなかに、諮問機関として、有識者・被災自治体からなる復興対策委員会を設置する。⑷政府は復興基本方針（閣議決定）を策定する。⑸都道府県は復興基本方針を策定する。⑹被災市町村は、国・都道府県の復興基本方針に即して、復興計画を策定する。⑺被災市町村では復興協議会を経た復興計画によって、一元的に処理する。⑻復興計画に記載された復興整備事業に関する許認可などを緩和する。⑼被災自治体を補完するため、要請に基づいて、復旧事業を国などが代行できる、などである。

†組織転用の限界・司令塔の限界

災害行政組織は、基本的には、平常時に存在している行政組織を、災害時・非常時に転用するものである。それゆえ、平常時を超える組織能力を、災害行政組織がもともと持っているわけではない。ここに根本的な災害行政組織の限界がある。

このように述べると、常備消防（消防署・消防隊・救急隊）のように、火災・水害・救急などの非常時・緊急時に備えて、平常時には訓練をしているが、非常時の出動に備えた余力を蓄えた専従組織があるという反論もあろう。消防団のように、平常時には別に生業を持ちつつ、緊急時に応招される災害行政組織があるとしても、「素人」の「片手間」では手が回らないので、常備消防（いわゆる消防本部・消防署）などが整備されてきた。

しかし、常備消防は、ある程度の地域・人口範囲をカバーし、一定の頻度で出動機会があることが想定されている。つまり、個々の区域・集落では「手持ち無沙汰」になるとしても、ある程度の「規模の経済」があれば、それほど無駄にはならない。災害行政組織の専従常備化は、その範囲でのみ可能である。警察も同様であり、常に出動しているわけではないが、ある程度の範囲をカバーして、適宜、出動しているわけである。

非常時に備えている組織の典型は、自衛隊である。国防に関しては、平常時の行政組織をそのまま転用することは考えにくいので、出動機会がないとしても、組織を平常時から常備している。その意味で、大規模災害時に転用できる、最も大きな「予備隊」として期待される。実際、災害派遣は自衛隊の重要な任務である。しかし、そもそも、自衛隊は平常時に「暇」を持て余した「余力」ではない。一方では、抑止の観点からは出動機会がないこと自体が防衛機能の証明であり、他方、抑止のために日常的に警戒・訓練を行っているからである。その意味では、やはり、平常時に存在している行政組織の転用なのである。自衛隊が災害出動することは、国防に向ける機能を低下させ得る。

日本の行政組織は、突発的で臨機応変な対応を得意とはしていない。それゆえ、集権的リーダーシップに期待されるが、しかし、それは机上の空論の作戦立案に陥りがちである。たとえるならば、作戦参謀が立案する「インパール作戦」のようなものである。前述の通り、災害時の方策は、中央司令塔による統制経済・物資動員・国民動員が、また、自治体・指定公共機関などの現場組織への統制・指示が、法制上は想定されている。しかし、現実には、司令塔である内閣に、物流管理・販売配給する能力はなく、現場で実働する能力もなく、現場に指揮命令する能力もなく、民間企業・自治体・指定公共機関などの自律的協力に依存するしかない。

結局、現場組織・職員の創意工夫で、できることをできるように実働するだけである。現場の小さい技術革新のできる、小さなリーダーシップ群の育成が災害行政組織の基本となろう。内閣に権力集中した司令塔機能を、法制や組織図で綺麗に整備しても、多くは対応での運用に任せるしかない。

2　災害行政対応の特徴

既存の災害行政組織をもとに、災害行政対応をするが、そこには災害行政組織を整備することも含まれる。その点は、災害行政組織の一環であるので、本節では、現有組織の運用としての、災害行政対応を検討しよう。災害行政対応でも、災害行政組織と同様、権力集中への指向性が広く行き渡っているが、それゆえに、様々な困難に直面している。

†空想的災害行政対応

(1) 必然の失敗

大規模な災害は、発生直後の応急対応においても、中長期的な復旧・復興においても、膨大な作業を要求する。通常においても行政は、様々な失敗を繰り返す。そのような行政の能力を前提にすれば、日常時の行政組織を転用することが基本の災害行政組織は、災害行政対応においても様々な失敗を繰り返すであろう。しかし、通常時においては許容されるような失敗でも、災害時においては必ずしも許容されるものではない。災害に直面した被災者民衆の生活は、通常時以上に行政の対応を必要とするからである。

にもかかわらず、災害に直面した行政は、平常時以上に行政としての対応能力を持たない。行政も多かれ少なかれ被災者だからである。つまり、通常時よりも行政の供給能力は低下する。災害とは、行政に対する需要を増やし、行政による供給を減らす。基本的に災害対応を行う行政は、失敗が運命付けられている。もちろん、だからといって、行政が何も対応をしなくてもよいわけではないし、より失敗を少なくする制度や運用はあり得よう。行政の成否は〇か一かの極端なものではなく、〇点から一〇〇点までの連続線上にある。

(2)「完璧」な対応

ともあれ、このような構造的失敗が蔓延する状況において、民衆・世論も識者も効果的な対処を求めるのは自然である。あるいは、為政者や専門家は有効な対策に当たりたい。民衆からの支持率を重視するポピュリスト型為政者であれば、なおさらである。こうして観念的に肥大化するのが、空想的災害行政対応である。空想的災害行政対応は、頭のなかの存在であるから、「完璧(perfect)」であるか、または、「完璧」ではないとしても、極めて「有能」なはずである。[16]

空想的災害行政対応では、無限に近い膨大な行政資源を調達できる。行政資源は、例えば、権限、財源、人員、情報であり、ヒト・モノ・カネなどである。権限という意味では、全能の権限を有するため、全ての被治者に対して、必要なことは何でも法的に義務づけをすることができる。また、全知全能であり、錯綜する様々な情報を的確に収集・分析し、万能の科学的専門知識に従って、合理的に判断する。組織間の対立や競合などはないため、迅速に判断して決定した対策は、円滑に実行に移される。行政資源を潤沢に持つので、対策に対する抵抗を排除することも容易であるし、そもそも、科学的・理念的・道徳的にも正しいので、抵抗する存在もほとんどない。空想的災害行政対応は、専門家の助言を受けながら、果断な政治的リーダーシップを発揮する。

しかし、空想的災害行政対応ですら、完璧ではあり得ない。地震や津波や噴火や温暖化や吹雪や豪雨に対しても、ウイルスや細菌に対しても、〝法的〟には義務づけできる。しかし、例えば、地震や感染症に対して終熄を法的に義務づけても、地震活動や感染症蔓延は収まらないだけである。祈禱師は荒ぶる神を鎮めようと祈禱できるが、鎮まるとは限らない。できそうなことは、自然に鎮まりそうなときを見計らって祈禱をすること、鎮まるまで祈禱を続けること、である。地震や感染症が収まりそうなときに法律を制定し、あるいは、収まるまで何回も法改正を繰り返すようなものである。

人間社会も多かれ少なかれ同じであって、空想的災害行政対応として完璧に統制することはできない。そもそも、自由な社会を完全に統制するならば、自由な社会それ自体が失われてしまう。こうした事態は、〝災害復興〟ではなく、〝復興災害〟の一種である。[17]

†法令への逃避

(1) 法的措置の膨張主義

現実の災害行政対応は、民衆、事業者を始め、様々な関係者の協力を得られないこともある。あるいは、現実に得られる最大限の協力を得たとしても、災害対応に必要な行政の供給能力には達しないことがあろう。それゆえ、常に、「非協力」という幻覚に悩まされる。そこで、災害行政対応は、無限の法的権限を獲得しようと、官僚制的膨張を企図する。

もちろん、発災後に急に官僚制的膨張ができないのが普通である。そこで、あたかも法的権限があるかのごとき〝果敢〟な対処行動をすることによって、的確に対応していると いう印象操作を行うこともある。いわゆる、「超法規的措置」である。

もっとも、法的権限を無視して超法規的に対処しようとしても、現実の対応能力には限界があるから、結局のところ、災害行政対応は、「法的権限がないから」という弁明をすることが普通である。この弁明は、無限に可能な魔法の言葉である。なぜならば、どのような独裁的強権を発動したとしても、災害行政対応には限界がある。前述のように、自然災害も感染症も、法的権限では鎮まらないからである。つまり、人間を主たる対象とする権限では、災害行政対応はできないことが残る。ということは、災害行政組織にどのような無限の権限を付与したとしても、常に「法的権限がないから」ということになる。災害行政対応は常に法令へ逃避する。[18]

仮に現行法令で対処が可能であったとしても、それを認めることはできない。なぜならば、災害行政対応の失敗を法的権限がない所為にできなくなってしまうからである。「法的権限がない」と弁明する災害行政対応は、当然ながら法的権限を膨張させる。法的権限がないならば、増やせばよい、という対案を受けるからである。こうして、災害行政対応は、事実（de facto）としての災害行政対応だけでなく、法令（de jure）上または仮想（fiction）上の災害行政対応として、新たな法的措置をするのが、定型化された対応である。もっと言えば、法的措置をすることによって、あたかも災害行政対応をしたかのごとく振る舞う。

しかし、災害時において、法的権限の有無によって、災害行政対応が急に増えることはない。法的に義務づけても、それに従わなかった相手方に、履行を強制したり、刑事罰を科したり、代執行をしたりする余力はない。要するに、相手方が自発的に協力するかどうかだけの問題である。災害行政対応の示す方向が妥当であり、あるいは、相手方に納得のいくものであれば、法的権限の有無にかかわらず、相手方は協力する。災害行政対応の方向が妥当ではなく、あるいは、納得のいかないものであっても、別の妥当で納得のいく行動方針がなければ、相手方は敢えて抵抗することもないかもしれない。そもそも、被災によって、抵抗する元気もないかもしれない。しかし、妥当でもなく納得もできない行動方針に抵抗する相手方は、法的権限で強制されても、基本的には協力しないことも多い。

(2)「泥縄」という対処方針

災害が起こってから法的措置をする「泥縄」ではいけないのであって、発災前の平常時から法的システムを整えるべきというのが、為政者・民衆・識者などの当然の発想であろう。しかし、このような発想は空想に過ぎない。

どのように「完璧」と思える法制を準備したとしても、人間の予見能力には限界があるので、完璧な法制は整備できない、というだけではない。すでに述べたように、仮に、充分に対応できる法制が整備されていたとしても、発災後には、対応できる法的権限があったとは認めることはできない。仮に認めるならば、災害行政組織は、自らの失敗の責任を負わなければならないからである。そして、災害とは、必ず不手際が避けられない以上、このような必敗のスタンスを災害行政組織が採ることは、通常はできない。

こうして、災害対応行政の一部として、「泥縄」で法整備をするのが、為政者の基本的対応である。この立法措置によって、災害対策の「真摯感」「やっている感」を生み出す。そのうえ、非常時の法的措置でも、無限の全権を授権するものにはならない。自由な社会において、為政者の権力には限界を付さなければならないからである。それゆえに、いかなる法的措置をしても、なお「権限がない」と、災害行政対応として、弁明することができる。

では、このような弁解を許さないために、権力集中の指向性を極限まで進め、全権を授権する法的措置をしたらどうなるであろうか。全権授権をされた災害行政組織は、じつは法的には何もできない無能な存在となる。何でもできる、とは、要するに、何をやってよいか、何をやるべきか、を導く要件・条件が存在しないという状態である。何でもできるということは、何もしないこともできる。それゆえ、全権授権をされた法的規定について、「できることは何もなかった」と弁明することさえも可能なのである。

全権授権を受けた災害行政対応とは、思い付きで恣意的な決定と行動をし、また、行動をしない。そして、失敗が起きれば「できる権限はなかった」と恣意的に解釈する。そもそも、失敗したこと自体を認めない全権もある。あるいは、失敗に対する非難を封殺する全権もある。つまり、何もしなくても、何をやっても、どうでも良くなる。全権授権は、災害行政対応には全く役には立たない。為政者の恣意的権力行使が可能になるだけであり、災害行政対応を奇貨とする権力膨張でしかない。

†財源への逃避

(1) 財政措置の膨張主義

災害行政対応には莫大な財源が必要になる。しかし、財源があったからといって、対策ができるという保証はないのは、法的資源と同じである。地震・津波や細菌・ウイルスに現金を見せても、全く挙動が変わらないからである。経済的インセンティブで行動を変えることができるのは人間だけである。しかし、人間の挙動を変えることが災害行政対応なのであるならば、それで充分である。

とはいえ、災害行政対応によってできるのは、応急仮設住宅・災害公営住宅を建設したり、防災集落移転促進事業・土地区画整理事業をしたり、道路・堤防などの公共工事をすることだけである。あるいは、どこかに存在している土地・建物・物資を買い上げて、供給・配給することだけである。現実の社会経済生活は、様々な多様な主体の編み目のような関係で構成されており、行政が財源を使えば解決するわけではない。とはいえ、他に方法がない以上、災害行政対応は財政支出するしかない。

災害行政対応では、法的権限と同じく、「金がない」という弁明も行う。じつは、金があってもできないことはたくさんある。例えば、いくら金を積んでも、医師・看護師の数が急に増えるわけではない。しかし、金がないがゆえにできないことも多い。それゆえに、「財源がない」という弁明をする。もちろん、法的措置と同じで、それゆえに災害行政対応として、財政措置をすることになる。

復旧復興予算を至急に計上するのが基本である。もっとも、いくら必要なのかは分からないし、そもそも、緊急に消化できるわけでもない。災害とは、民間経済主体が傷ついている状態であり、資金があっても実物経済活動ができるわけではない。行政は財源を支出することはできるが、復旧復興の進捗は、民間経済主体が生産・販売できる状態かどうかに左右される。あるいは、民間経済主体に資金散布しても、さらにそれによって購入するためには、民間経済主体の生産・販売ができるかどうかにかかっている。こうして、財政措置をしても、災害行政対応は徐々にしか進まない。

(2) 経済的限界

災害に見舞われると災害行政組織は莫大な財源を要求する。しかし、災害によって、社会経済の活動水準は低下し、財源を負担する社会経済の能力は低下する。広い意味では、不況のときには景気対策に財源が必要だが、不況のときには社会経済には財源負担の余力がないのと同じ現象である。一九二九年の世界恐慌や、二〇〇八年のリーマンショックのような大恐慌になれば、こうしたギャップはより大きい。そして、災害もこうしたギャップの原因になる。地域的な災害であれば、一国の社会経済の負担能力は、ほとんど影響を受けないかもしれない。しかし、大規模広域災害になれば、国民経済が傷付く。それでも世界経済にはほとんど影響を与えないかもしれない。とはいえ、世界的災害によってグローバルな景気後退・恐慌が起きる場合には、対応能力は厳しい局面にぶつかるだろう。

そもそも、災害・感染症に対抗するには、経済力が基盤となる。経済活動が維持されれば、医療・介護体制を確保することができるだけでなく、栄養状態・衛生状態・居住生活状態などが確保できる。特効薬や治療方法のない新型感染症の場合、結局のところ、軽度感染症蔓延(流行)によって、社会集団の一定割合(六割程度以上といわれる)に抗体が行き渡る集団免疫しかないため、栄養・衛生・居住生活こそが決め手になる、という共生戦略・集団免疫・ピークカット=先送り論に転進する。[19] とするならば、経済活動の維持こそが、唯一の災害行政対応となる。

とはいえ、災害行政対応では、経済を阻害することはできるが、経済を活性化することは、ほとんどできない。災害復興需要は財政出動による経済活性化の契機にはなり得るが、自然災害で裁断された供給連鎖網は、徐々に螺旋状にしか回復しない。買い手がいなければば商品は売れないが、買い手が商品を買う金を稼ぐには、自身の商品を売らなければならない、という堂々巡りなのである。また、感染症蔓延を恐れれば、人が移動・接触しないのが一番である。皆が「屋内避難（引き籠もり）」をするしかない。しかし、広範囲の屋内避難・自宅待機が蔓延すれば、経済活動の水準は劇的に低下する。こうして、災害行政対応は、被害者・被災者を置き去りにして、いつしか経済対策問題に転換していくのである。

†学知への逃避

(1) 専門性と非難回避

災害行政対応は合理的に為されるべきであるから、専門家の学知・叡智を活用すべきである。しかし、災害行政対応において、専門知を活用することは、現代日本の場合には困難である。なぜならば、災害時に招集される〝専門家〟なる人材は、所詮は、災害前から、政府の「お眼鏡」に適う人材のプールと、その人材のネットワーク（人脈）内に存在する人物でしかない。〝専門家〟は、その専門知の良否によって招集されるのではなく、政府・政権との距離・人脈によって採否が決まるだけである。政府・政権との距離の近い専門家が、同時に良質の専門知を持つこともないわけではない。このような幸運があれば、結果としてよいことである。しかし、そうではないこともある。

智恵はあった方がよい。しかし、新たな災害には、直ちに対応できる専門知が存在するとは限らない。また、社会や専門家共同体が、そのような非常時に役立つ知識を持つような、異能・異才の専門家を育成できる環境か、あるいは、異能・異才の専門家を「免疫」的に異物・異端・異常として排除する環境かは、平常時の社会や専門家共同体のあり方次第である。災害が起きてから、どうにかなるものではない。しかし、災害が起きる前には、平常時の社会・専門家共同体のあり方が、見直されることは少ない。

為政者は、専門家の学知に委ねることによって、責任回避をしようともする。非難回避の一種である。災害行政対応を専門家会議に委ねて、為政者は責任回避を図る。専門家は、為政者の「お眼鏡」にかなうようにあり続けるためには、為政者の思いを事前的に忖度し、為政者の場当たり的な思い付きの対策を事後的に正当化する必要がある。ここで、専門家と為政者の思考は、互いに「鶏と卵」の関係となる。それと同時に、災害行政対応に向けた智恵を出すであろうが、その良否は誰も保証できるものではない。

(2) 専門性の限界

災害は、常に個別性・固有性を持っており、その意味では新型で前例がない想定外である。それゆえ、専門的知見が未確立である、あるいは、既存の専門学知が適用できるかどうかの鑑別に至らない。つまり、じつは、専門家も基本は「素人」集団である。専門家ができることは、以下の通りである。[20]

第一に、未知・無知を前提に、直感で対策を考案・提言する。素人意見と本質は同じである。第二に、「何もわからない」と正直に科学的に「巣ごもり」する。対策には役立たない。第三に、知見を増やすためにひたすら研究をする。当面の短期的な災害行政対応には役立たないが、中長期的には政策論議の前提になる。第四に、為政者・民衆の不安に付け込み、不安を煽り、自己顕示・権益を満たす。第五に、事実上の政治家として政治的に振る舞う。例えば、為政者の意向を忖度して、為政者の政策判断を何でも正当化する。あるいは、為政者の代わりに政策判断を行う。

また、専門性とは、特定分野に限定することで成立する学知であるが、災害は総合的な政策衡量を必要とする。そのため、多様な専門家の知見をもとに為政者が判断する必要があるが、これは簡単ではない。仮に異なる分野の多様な専門家を動員しても、それだけでは方向性と結論はでない。最終的には、個別の専門性とは乖離した妥協と調整の産物となる。全体を総合する知的営為を行うのが、政策助言を行う官僚制の役割だが、政治主導の下で、官僚制には政策助言を行う能力は相当に失われた。結局、専門家も官僚制も、政権の意図を忖度して提言し、政権の政策判断・結論ありきで事後正当化する。そのうえ為政者は、専門家の助言に従ったとして、責任回避・転嫁する。しかし、専門家は、自己の提言した専門学知は、為政者によって曲げられたと、責任回避・転嫁する。

自治体でも専門家を招集して、国政の縮小再生産版を実行する。しかし、専門家と為政者の関係性は、全く相似である。

(3) 権力集中と実務的専門性の軽視

近年の災害行政組織を覆う権力集中の指向性と政治主導の願望は、現場に裏打ちされた、実務家や現場行政職員の執務知・経験知・実践知を軽視する。選挙、民意、世論、国民感情、政権維持が関心の中心になる。また、こうした政権の為政者に提言する、コンサルタント、官邸官僚、現場から遊離した机上専門家、現場で実働をしない圧力・業界団体の幹部などを重視する。逆に、民衆や事業者や業界の声に精通した、ドブ板的政治家や現場第一線職員や現場専門家・従事者の肌感覚や実務経験は重視されない。

行政改革・構造改革・NPM（サッチャー政権以降のアングロ・サクソン由来の新保守主義的行政改革）は、コンサルタント、顧問、官邸官僚などの助言をもとに、短期の収支・採算を重視する。そのため、後述するような冗長性・重複性は忌避され、変化への耐性が弱い。例えば、目先の行政改革や社会保障費の抑制のために、保健所・公立病院などの施設・人材の蓄積をリストラしてきた。そして、耐性が弱くなると、本来は危機ではない変動すらも、「危機」になってしまう。例えば、医療崩壊が起きやすくなる。しかも悪いことに、リストラを強要した当の為政者が、「危機」対応にリーダーシップを発揮したなどと、喝采を集める。本来は、「危機」を容易には生じさせない、つまり、為政者のリーダーシップを発揮させない、条件を作る地道な作業が必要である。

†災害行政対応の方向性

以上のように、「完璧」を希求される災害行政対応は、常に限界に直面して失敗を余儀なくされる。それゆえに、法令・財源・学知への逃避によって弁明を図る。とはいえ、災害行政対応の実務をしていないという意味ではない。可能な限りの災害行政対応をしつつも、必然的に付随する「失敗」に対する弁明を用意するのもまた、災害行政対応であるということに過ぎない。

そして、具体的に効果のある実践的な災害行政対応をするためには、「全知全能」の「完璧」に権力集中した司令塔を期待することはできない。そこで、以下のような現実的な災害行政対応が採られているのである。もっとも、このような災害行政対応は、必然的に失敗を伴うから、前述のような弁明を同時に用意せざるを得ない。

(1) 計画化

①計画による調整

多様な組織・団体の総合調整を、一元的に司令塔が行うことは、現実的には無理である。当然、内閣が自治体や現場組織に対して直接的な指揮監督を行うような、集権行政体制は機能しない。また、政権が事業者や民衆に指令・配給するような、非常時統制経済も不可能である。そこで、各組織・団体が防災計画を定め、何をすべきかをあらかじめ想定しておくのが、計画による調整である。

想定の範囲内ならば、行政はマニュアルに沿って仕事をすることは得意である。例えば、発災後には速やかに「避難所開設」という計画（標準作業手続・マニュアル・パターン）があれば、自治体などの現場組織は、その通り実行する。ただし、体育館の雑魚寝でもかまわない、というパターンであると、漫然とそれを繰り返すことになるので、一向に被災者の応急の質は向上しない。しかし、避難所での段ボールベッドなどがマニュアル化されていけば、雑魚寝を繰り返すことを避けようとする。眼下の問題を発見し、計画の改訂・改善につなげることは、将来の応急対応などに向けて重要である。

②復興計画策定

防災計画は応急対策までが中心で、復興計画は、個別災害ごとに発災後に迅速に策定することが普通である。こうした先例パターンを事後的に法制化したのが、第1節でも触れた二〇一三年制定の大規模災害復興法（大規模災害からの復興に関する法律）である。このパターンは、国レベルに復興対策本部および復興対策委員会を設置し、国が復興基本方針を定め、都道府県も復興基本方針を定め、被災市町村が復興計画を策定する、というものである。国・都道府県の基本方針も、広い意味での復興計画である。

理論的には、事前復興計画を策定することも、「破局願望」ではあるが、ないわけではない。とはいえ、事前でも事後でも復興計画は、事前に存在する人的・経済的・知的資源に拘束される。すでに触れたように、災害復興官庁論のように一元的で強力な計画立案・実行への期待はあるが、現実には災害以前からの行政組織を前提に調整していくことが、復興計画の策定である。

災害が起きたからといって、旧弊を御破算にして、突然に「過去を反省して未来を開く」ような、革新的な復興計画になることは少ない。災害前の政治・行政・経済・社会構造の強者側を再生産することが普通である。いわゆる「ショック・ドクトリン」は、事前には強者側の知的・経済的な野望が反対派弱者側に阻まれていたときに、災害後に強行突破する事象を描くのであって、弱者側の逆転劇ではない。

(2) 冗長化

日常業務で精一杯の行政が、新たな災害行政対応に当たるのは困難である。そこで、自衛隊・海上保安庁・警察・消防という「予備的人員」に応援を求める。しかし、実働部隊も「予備的」に冗長化されているのではなく、本来業務がある。警察も通常は忙しい。自衛隊は国防が本来業務という意味では、それほど出動していないので冗長組織とも言えるが、海上・航空などは現実にはそれほど暇ではない。あえて言えば、陸上自衛隊に多少の余裕が期待される程度である。また、市町村の実働部隊である消防は、火事・水害などの災害対応を本務としている。

非常時に依頼できる実働部隊は、理屈上は、日常的にする仕事はないからこそ、動員が可能である。となると、日常は暇そうに見え、それゆえに、無駄な人員・装備として行政改革の対象になりかねない。要するに、災害行政対応に動員できる予備的部隊を日常的に配置・維持できれば、災害時には動員できるが、現実には、そのような余裕が許されることは少ない。そのため、結局、現に日常業務を担っている組織が、一時的転用・応援する連携が模索される。

もっとも、行政改革の「絞り方」が厳しければ、日常業務で精一杯で応援能力を欠くことになる。行政改革しすぎればしすぎるほど、余裕がなくなり、災害時の冗長性は欠けることになる。同様に、病院・病床なども、機能集約連携をしすぎると、災害時・感染症蔓延時に冗長性が失われる。連携できない多数の組織・団体が集まっても効果がないが、多機関連携できる体制を構築すると、冗長性を高めるのではなく、ますます行政改革が進む、という永遠のディレンマを抱えている。[21]

(3) 人脈化

多種多様な組織・団体を連携するのは、事前に存在していた人間関係(「人脈」)が重要である。人脈を通じて情報が流れる。特定個人が、複数の組織・団体間を連携するブローカー役として、「集約点性(nodality)」を持つ。特定個人に蓄積された人間関係と経験・地縁が、災害時の組織・団体間の自律的連携を支える。例えば、熊本地震における「K-9」という国から現地に派遣された各省官僚の事例などがある。[22]

しかも、人脈は災害行政対応に特有の資源ではなく、全ての行政分野・事業に汎用できるものであり、日常的涵養が可能であるとともに、組織的にも望ましく、個人的にも有利である。しかし、特定個人が育成・蓄積し得る人脈には、広狭の差異はあるが、限界もある。出世を目指す官僚、栄達を図る政治家、野心満々の実業家・経済人、「意識高い系」の実務家・専門家などは、「飲み会を断らない」などと称して、日常的に人脈形成に勤しんでいる。全てに汎用なので、汚職・私利私欲・悪政にも使える資源でもある。

災害行政対応の経験は、国の方が多くの災害に接する機会があるので、組織としてみれば人脈の蓄積の可能性は高い。しかし、特定の個々の政治家・官僚に蓄積されるとは限らない。自治体では、自地域で災害経験を育成できるとは限らないので、他地域での災害応援の経験が不可欠である。

地縁は、国の場合には広域頻繁異動によって育成される。ただし、広く浅いという限界はある。ともあれ、自治体職員と人脈を形成しておくことは、国・自治体双方にとって重要である。自治体でも、より細かい域内の地縁の育成が必須である。広域合併の場合、合併された周辺町村部に、合併町村出身職員が配置されなければ、地縁の面で危機となる。[23]

(4) 標準化

多種多様な組織・団体が、意思疎通・協力するには、共通基盤が必要である。この発想が「標準化」論である。『災害対策標準化検討会議報告書』(二〇一四年三月)によれば、災害対応業務および手続・実務について体系的・総合的・実践的な標準化を広く推進すべきとされる。定型化できれば、事前対応計画も現場権限委任も応援受援もできる。そして、優先対応事案の判断など、標準化できない課題は、業務支援・パートナーシップで対処できる。決定権限を持つ関係者で状況認識を共有して、対応計画を決定できる。

確かに、皆が同じ思考と行動をする存在であれば、話は早い。連絡調整に手間取らない。災害対応では、国（各府省庁で縦割）と自治体に限らず、指定公共機関、企業、ＮＰＯ、自主防災組織、外国などとの連携が必要になる。もっとも、日常業務が異なる組織・団体に「共通標準」を埋め込むことは、簡単ではない。

中央防災会議防災対策実行会議災害対策標準化推進ワーキンググループ（二〇一五年三月）によれば、災害対応標準化は広範囲にわたるが、「災害対応業務に関する事項」は標準化の根幹という。ターゲットおよび検討に係る優先順位を明確化して、効率的な検討を実施する。災害現場における実際の取組の反映を含め、災害対応の標準化を少しずつでも進める。標準化すべき項目について、防災基本計画等へ反映していく。具体的には、①実働部隊間の調整、②重要情報の集約・調整、③自治体における災害対応の体制構築等、などである。

災害行政対応も、結局のところ、災害行政組織と同様、日常の行政対応の延長でしかない。過去の失敗から学び、災害行政対応の改善に、災害時でも、平常時でも、努力することは重要である。とはいえ、見果てぬ「完璧」な災害行政対応を追い求めても、蜃気楼になるだけである。

(1) なお、平時の災害行政組織として、原子力基本法・原子力防災会議令（政令）に基づき、二〇一二年一〇月から、内閣府に原子力防災会議も設置されている。
(2) 拙論「他治体法務論——フクシマ被災地自治体の避難指示」北村喜宣・山口道昭・礒崎初仁・出石稔・田中孝男（編）『鈴木庸夫先生古稀記念　自治体政策法務の理論と課題別実践』第一法規、二〇一七年、三〜二〇頁。
(3) 中央防災会議、都道府県防災会議、市町村防災会議。
(4) 非常災害対策本部、都道府県災害対策本部、市町村災害対策本部。
(5) ある自治体に着目した場合には、災害に毎年見舞われるとは限らないので、ルーティン化はしていない。
(6) 二〇一三年制定の国家戦略特別区域法第二九条以下に規定されている。伊藤正次「合議制行政組織における政策論議の健全性——国家戦略特別区域諮問会議と原子力規制委員会の事例から」『年報行政研究54　政策論議の健全性向上を目指して——官僚制・合議制組織・第三者機関と政策過程』二〇一九年。
(7) 二〇一三年改正の国家安全保障会議設置法に規定されている。ただし、同会議は、首相を議長とするが、構成員（議員）は関係大臣に限定され、政府外の有識者などを含まないので、前述の重要政策会議とは異なる。国家安全保障会議の事務局でもある国家安全保障局に、有識者・防衛専門経験者などからなる顧問会議が置かれたが、このような、行政機関の「審議会」的な顧問会議は他の役所でも見られるものであり、会議本体のメンバーが関係大臣・有識者の混合となる重要政策会議とは、やはり異なる。
(8) 法律上は、武力攻撃の手段に準ずる手段を用いて多数の人を殺傷する行為が発生した事態又は当該行為が発生する明白な危険が切迫していると認められるに至った事態（後日対処基本方針において武力攻撃事態であることの認定が行われることとなる事態を含む）で、国家として緊急に対処することが必要なものをいう、とされている。

(9)『平成二九年版消防白書』二四二頁。
(10) 伊藤正次「復興推進体制の設計と展開」小原隆治・稲継裕昭(編)『震災後の自治体ガバナンス』東洋経済新報社、二〇一五年。
(11) 越澤明『東京の都市計画』岩波新書、一九九一年、同『東京都市計画物語』ちくま学芸文庫、二〇〇一年、同『復興計画——幕末・明治の大火から阪神・淡路大震災まで』中公新書、二〇〇五年、同『後藤新平——大震災と帝都復興』ちくま新書、二〇一一年、同『東京都市計画のその遺産——防災・復興・オリンピック』ちくま新書、二〇一四年など。
(12) 小倉庫次『復興正史』寶文館、一九三〇年。
(13) 越澤明「戦災復興計画の意義と遺産」『都市問題』第九六巻第八号、二〇〇五年八月。
(14) 戦後経済復興を担う司令塔(経済参謀本部)として、一九四六年八月に経済安定本部が設置された。これも一九四九年二月のドッジラインの下で弱体化された。最終的には一九五二年八月に廃止され、経済審議庁(一九五五年に経済企画庁、二〇〇一年以降は内閣府に統合)となった。経済復興も、単一の復興官庁が担えるものではない。そもそも、ドッジラインのような緊縮財政・市場原理主義に立てば、経済復興は行政が担えるものではない。
(15) 五百旗頭真「復興構想の変容」五百旗頭真・御厨貴・飯尾潤(編)『総合検証　東日本大震災からの復興』岩波書店、二〇二一年、一〇〜一一頁。
(16) Christopher C. Hood, *The Limits of Administration*. London: Wiley, 1976.
(17) 塩崎賢明『復興〈災害〉』岩波新書、二〇一四年。
(18) 丸山真男(著)・古矢旬(編)『超国家主義の論理と心理　他八篇』岩波文庫、二〇一五年、同『【新装版】現代政治の思想と行動』未来社、二〇〇六年。
(19) ピークカットしても医療提供体制を確保できるかどうかは、感染症の重症化の性質と医療供給能力の対比によるので、本当の対策になるかは不明である。また、ピークを減らしたとしても、感染者数が変わらないのであれば、社会経済状態の沈滞が長期に及ぶことでもある。

(20) こうした専門家を戯画化して描いたのが、例えば、庵野秀明(総監督)『映画　シン・ゴジラ』東宝、二〇一六年、である。

(21) 伊藤正次「行政における「冗長性」・再考」『季刊行政管理研究』二〇一一年九月号、同「多重防御と多機関連携の可能性」御厨貴・飯尾潤責任編集『「災後」の文明』阪急コミュニケーションズ、二〇一四年、同(編)『多機関連携の行政学——事例研究によるアプローチ』有斐閣、二〇一九年。

(22) 熊本県(編)『平成二八年熊本地震　熊本県はいかに動いたか(初動・応急対応編)』ぎょうせい、二〇一八年、小川由衣「熊本地震の災害応急対応に関する行政組織の分析」(二〇一八年度東京大学公共政策大学院研究(修士)論文、二〇一九年。

(23) 室﨑益輝・幸田雅治(編)『市町村合併による防災力空洞化』ミネルヴァ書房、二〇一三年、室﨑益輝「平成の大合併は復旧と復興に何をもたらしたか」五百旗頭真(他編)『総合検証　東日本大震災からの復興』岩波書店、二〇二一年、二八三頁。

第２章 コロナ対策禍と自治体

1　追従・忖度から放縦へ

†権力集中と自治体

二〇一九年度第4四半期（二〇二〇年一～三月）から、にわかに拡大したCOVID－19は、現代日本の災害行政の有り様を抉り出している。そもそも、COVID－19のような感染症蔓延・疫病禍は、「災害」なのか、という枠組の是非の問題はある。実際、「災害」として、明示的には位置づけられていない。しかし、第1章第1節で見たように、災害行政組織が戦禍・原子力災害・疫病禍に転写されているので、疫病禍は「災害」の一種として位置づけられている。これが、現代日本の災害行政の枠組である。そして、災害行政は、一九九〇年代以降、より一般的な国政の権力集中の指向性のなかに埋め込まれてきた。

他方、二〇二〇年に展開されたCOVID－19対応では、知事には大きな権限が与えられ、知事をはじめとする自治体が独自に様々な動きを見せているようにも見える。これは、権力集中とは逆で、むしろ、自治体は分権型社会として期待された行動をしているかのようである。二〇〇〇年の分権改革は、国と自治体の関係を「対等・協力」を目指すと位置づけた。そして、そのような自律的組織の相互調整は、第1章で見たように、災害行政組織・災害行政対応の目指すべき現実的な姿でもある。

権力集中へ向かう構造のなかで、二〇〇〇年以降に生じた自治体の姿は、必ずしも分権型社会をもたらしたとは言えなかった。むしろ、強大な国政政権に追従・忖度し、国から「成功」事例として「評価」され、手厚い支援を受けることが重視されてきた。このような、国からの補助を求める自治体間の水平的競争は、一九九〇年代以前の戦後日本の自治体の姿の再現である。自治体が国の支援を求めて水平的政治競争をすれば、国の立場が強くなる垂直的集権統制の構造が強化される。一九九〇年代から二〇〇〇年の分権改革期には弱まったこうした集権構造は、二〇〇〇年以降には、新たな装いで復活してきた。[1] そのようななかで、COVID-19対策行政が進められたのである。

†国の初動対応

(1) 災害としての疫病

二〇一九年一二月頃より中国で報告された新型コロナウイルスに起因する肺炎等の感染症が、日本を含む世界に蔓延して、東日本大震災忌の三月一一日にWHO(世界保健機関)が「パンデミック(世界的流行)」と称するまでに至った。当初は文字通り「対岸の火事」

であったが、重大問題として設定されると、危機管理に強いと自認する権力集中指向の国政にとっては、むしろ、期待通りの活躍の場となり得る。

二〇〇九年の新型インフルエンザ対策の失敗への反省と、二〇一一年の東日本大震災の余燼のなかで、二〇一二年に制定された新型インフルエンザ等対策特別措置法（特措法）によって、「新型インフルエンザ等」に対する事前の法的整備は整っているはずであった。同法第二条では、感染症法（「感染症の予防及び感染症の患者に対する医療に関する法律」二〇〇八年制定）の定義する「新感染症（全国的かつ急速なまん延のおそれのあるものに限る）」には、同法は適用が可能である。

（2）「新感染症」からの逃避

国のCOVID‐19対策では、奇妙な現象が起きた。国は、当時の現行特措法の政策枠組では、新型コロナウイルス感染症には適用できないとした。

感染症法は、「この法律において「新感染症」とは、人から人に伝染すると認められる疾病であって、すでに知られている感染性の疾病とその病状又は治療の結果が明らかに異なるもので、当該疾病にかかった場合の病状の程度が重篤であり、かつ、当該疾病のまん延により国民の生命及び健康に重大な影響を与えるおそれがあると認められるものをいう」とする（第二条⑨）。

単純に見れば、ＣＯＶＩＤ－19は「新感染症」として位置づけることが可能である。前述のように、「新感染症」であるならば、直ちに特措法の適用ができる。既存のコロナウイルスとは異なるからこそ「新型」であり、肺炎で亡くなるような「重篤」な患者も現れ、「おそれ」があるからこそ、休校やイベント自粛・テレワーク・時差通勤などが要請された。逆に言えば、「重篤」患者も出ずに「おそれ」もないウイルスなのであれば、そもそも、特措法の適用をする必要はない。

しかし、政府によれば、「新感染症」とは、「新しく未知」でなければいけないという。今回のＣＯＶＩＤ－19は、特定のコロナウイルスに起因すると判明した以上、「新感染症」ではないという理屈である。国の場当たり的法解釈が為された。相手が何かが分かったら適用できないと言う、というわけである。もっとも相手が全く何かが分からなければ、法律は適用のしようもないであろう。それならば、要するに、特措法は「新感染症」に対して、適用できないにもかかわらず、法規定を置いていることになる。

(3) 改正特措法の適用

そこで、特措法を改正して、ＣＯＶＩＤ－19に適用できるとした。二〇二〇年三月一三日改正特措法によれば、「新型コロナウイルス感染症（病原体がベータコロナウイルス（令和二年一月に、中華人民共和国から世界保健機関に対して、人に伝染する能力を有することが新たに報告されたものに限る。）であるものに限る。）」については、二年を超えない範囲内において政令の定める日までの間は、同法の規定を適用するという（附則第一条の2）。

そして、同法第一四条の読替を行う。すなわち、「発生したと認めた旨を公表するとき」の代わりに、「新型コロナウイルス感染症（中略）にあっては、そのまん延のおそれが高いと認めるとき」に、同法が適用される。すでに新型コロナウイルス肺炎は「発生したと認め」たので、本則第一四条をそのまま適用できないのであろう。もっとも、すでに「まん延した」のであって、「まん延のおそれが高い」のではないから、適用できないと言う理屈も可能である。あるいは、発生はしているが「まん延のおそれは低い」とすれば、適用できないと言う理屈も可能である。要するに、「まん延」と「おそれ」をどのようにでも、災害行政組織は有権恣意的に解釈できる。

（4）緊急事態宣言の要件

特措法改正により、COVID－19に対しても、災害行政組織としての新型インフルエンザ等対策本部が設置できるようになる。もっとも、法改正前から対策本部は設置されていた（二〇二〇年一月三〇日）。そして、空想的災害行政対応としては、法的権限を活用する緊急事態宣言（第三二条①）の発出が重要になる。特措法施行令第六条（新型インフルエンザ等緊急事態の要件）は、緊急事態宣言の要件を定めている。

それによれば、「重篤である症例の発生頻度」が、通常のインフルエンザに比べて「相当程度高い」ときである。そのうえで緊急事態宣言を出せるのは二つの場合である。第一は、患者・元患者・無症状病原体保有者・感染が疑われる者・病死者の感染などの「経路が特定できない場合」である。第二は、「公衆にまん延させるおそれがある行動をとっていた場合」やその他の「感染が拡大していると疑うに足りる正当な理由のある場合」とされている。非常に抽象的な規定であり、国・政権として、緊急事態宣言は出したければ出せるし、出したくなければ出さなくてよい、ということである。

さらに、緊急事態宣言を首相が出したとしても、行政が行えることは限られるし、実質的には、緊急事態宣言を発出しなくても、行政が行えることは多くは着手できる。すなわち、緊急事態宣言が出されると、当該区域の知事は、①活動自粛・施設閉鎖の要請・指示、②医療提供体制の確保、③医療施設開設のための土地・建物などの強制使用、④物資供給、などを行う。首相は知事に対して指示が出せる。しかし、すでにできることを行政も社会も対応している。緊急事態宣言に伴う知事の要請や指示が出されたとしても、特にできることが増えるわけではない。つまり、あってもなくても、大勢に影響のない措置である。但し、国は自治体に対して指示を出す全権を握ることになるのが、大きな変化ではある（同法第三三条①）。

（5）コロナ対策における法令への逃避

①特措法改正への逃避

このように、実際の災害行政対応の要否・是非とは別に、仮想上の動きをするのが、災害行政組織の基本的な災害行政対応である（第3章第3節でも繰り返される）。その一つが、第1章第2節で見た法令への逃避である。日本の災害行政対応は、あたかも対応マニュアルがあるかのように、あるいは、実定法令の下に見えない本当の法が存在するかのように、パターン化された災害行政対応を複製している。

COVID－19に適用すべく特措法が改正されたのは、二〇二〇年三月一三日である。そして、自治体・マスコミ・医学界・野党などのパニックに推されて、四月七日に第一次緊急事態宣言を発出した。この初動過程からも明らかなように、もともと、COVID－19に特措法を発動できるという政策枠組が前提与件として存在しなかったと、政権によって理解（弁明・主張）されている。もちろん、前述のように特措法に規定される「新感染症」と法解釈すれば、COVID－19にも備えた万全な特措法の政策枠組が事前に存在していたことになる。仮に、法制が従前から十全に整備されているならば、政権は直ちに法適用によって、災害行政対応をしなければならない。それゆえに、対応をしているかの段階を少しでも稼ぐために、事前に十全な法制は存在してはいけないのである。「泥縄」による法的措置の膨張主義である。

②感染症法からの逃避

法的措置によって災害行政対応を演出するために、特措法改正を政策選択したことは、逆に言えば、特措法の対象外である通常の政策枠組、すなわち、感染症法および検疫法の政策枠組のもとでの対策という選択肢に留めなかったことでもある。

この反応は、既存の現行法では不充分であるという理解に立てば、自然に生じることかもしれない。しかし、特措法改正ではなく、感染症法改正によって、法的措置をする災害行政対応でもよかったはずである。実際にも、感染症法の法定の各類感染症にCOVID－19は明記されていないから、そのままでは適用できないので、政令指定を行って感染症法の適用を可能にする法的対処はしている（二〇二〇年一月二八日）。その意味で、感染症法の改正によって、「泥縄」を続ける方策もあり得たであろう。

それゆえ、感染症法改正ではなく、特措法改正を選択したメカニズムが重要になる。すなわち、国政への権力集中を進める指向性を埋め込んだ二一世紀の災害行政の特徴を反映している。災害行政に権力集中が必要であるという発想は、権力集中的な政策枠組を求める。二〇二〇年一月に武漢で新型肺炎が蔓延すると、国政政権は（国外の）危機管理案件として対策にリーダーシップを発揮しようとする。また、「危機管理に強い」ことを証明することが、政権の正当性であり、権力集中構造への正統性である。特措法改正は、権力集中を体現した災害行政の仕組を、COVID－19にも発動する政権の意志の表れである。

†権力集中から権力迷走へ

（1）自治体の初動忖度

災害行政における権力集中の指向性を発動しながら、しかし、不可避的に発生する失政にかかる責任追及の危険への保険を織り込んだのが法令への逃避である。初動段階では、権力集中を体現する国の政権は、一定の主導性を持っていた。

もちろん、国の初動とほぼ並行して、各地の自治体、特に、感染者が発生している都道府県の対応も行われていた。そもそも、従前からの政策枠組である感染症法では、むしろ、国よりも保健所を抱える都道府県が、先に対応せざるを得ないからである。その意味で、元々、感染症法自体が、自治体の権限と主導性を確保するようにできていた。そして、感染症の拡大状況には地域差があるので、拡大地域の自治体の声が大きくなる。

それゆえ、国の初動対応も権力集中を指向した、政権の「前のめり」の対応ではないのかもしれない。地域の感染状況を勘案し、二〇二〇年二月頃から独自の措置に踏み込んだ北海道・大阪府などの自治体に煽られ、また、国政政権に「国家として」の対処を求める東京都などの自治体に煽られ、国政は追い込まれたという見方もできよう。自治体が国政を先導し、国政の政策発動を自治体が求めるのは、分権的な動きのように見える。

しかし、仮に国政が対処に踏み切れば、国から自治体への統制が強化されるのであり、必ずしも分権型社会的な動きとは言えない。むしろ、自治体は災害行政における国の指向性を忖度し、強力な国政政権への権力集中を自ら求め、国が権力を発動しやすいように、自治からの逃走をした。少なくとも、二〇二〇年三月頃までは、権力集中の集権構造のなかで、国からの支援を求める自治体間の水平的政治競争の枠内に留まっていた[3]。

(2) 潮目の変化

①通常の対応

内閣機能強化の制度基盤をもとに、安倍一強体制を構築し、憲政史上最長となっていた第二次安倍政権にとって、COVID－19対策は難しい政策課題のようには見えなかった。かつての政権であれば、権力集中が不充分であるがゆえに、災害行政対応の限界に直面するのは予想の範囲内である。しかし、第二次安倍政権においては、こうした弁明が困難である。このことが、政権への期待水準を過剰に高め、それゆえに、「失政」と評価されやすくなる危険を生む。とはいえ、期待に答えられれば、ますます、権力集中の政権の評価は高まるのであるから、政権としては「前のめり」にCOVID－19対応に当たることが自然である。

実際、二〇二〇年一月から四月にかけて、政権は積極的に災害行政対応に着手していた。二〇二〇年一月二六日に、安倍首相は日本人帰国のために、武漢へのチャーター機の派遣を決定した。一月二八日には、新型コロナウイルス感染症を指定感染症に指定し、二月一日には政令が施行された。一月三〇日に、新型コロナウイルス感染症対策本部（特措法に基づかない）を設置した。二月一四日には、対策本部は第一弾の緊急対応策を決定した。同日、対策本部に専門家会議を設置した。ここまでは、危機管理としての通常の動きであったともいえる。

②全国一斉休校要請

しかし、二月二七日に、突然、安倍首相は、三月二日から春休みまでの全国一斉休校（小中学校・高校・特別支援学校）を要請する。法的権限に基づかない「前のめり」の対応になったのは、法令への逃避を通例とする災害行政対応としては、極めて異例である。「休校要請をしたいが法的権限がないので無理であるが、かといって、法改正も容易ではない」、などと弁明して、法令に逃避するのが常道である。

もちろん、災害行政対応は、効果を上げればよいのであって、法的権限に基づかない行政指導・要請であっても、効果があれば法令に基づくまでもない。災害行政対応の目的は、仮想上で、法令を制定・運用するそれ自体ではないからである。実際、権限に基づかない休校要請であっても、もともと、上意下達の指導行政である学校教育では、ほぼ、島根県などを除き、全国休校が実施された。

しかし、休校しても感染症蔓延が収まらない場合、災害行政対応としての「前のめり」の責任を問われる。さらなる「前のめり」の対策が期待される。しかも、法的権限に基づかないでも可能であることを示してしまえば、法令に逃避することが、困難になるからである。こうして、権力集中の災害行政対応の期待のなか、政権は迷走を始める。

（3）非常時集権方式の自壊

①第一次緊急事態宣言

二〇二〇年三月以降、政権は権力発動を繰り返す。三月二日に特措法改正の意向を、安倍首相は国会で答弁した。権力集中の指向性の帰結であり、また、法令への逃避でもある特措法改正は、政権が災害行政対応に権力発動を求められる自縄自縛のなかで、生じたものである。したがって、法令への逃避を含んでいるが、逆に、特措法の権限を使わざるを得ない自縄自縛となって、のちに四月七日の第一次緊急事態宣言へとつながった。

②マスク問題

マスクは、有効な感染症蔓延防止対策かもしれないし、じつは政権が関与するような大事ではなく、実務的に些末なことかもしれないし、他に有効な対策がなく、マスク着用くらいしか方策がない以上、マスクに着目せざるを得ないかもしれないし、単に、一所懸命に感染防止対策に神経を注いでいるアピール・象徴にすぎないかもしれない。ともあれ、店頭からマスクが品不足に陥ると、マスク提供が政策課題となった。三月六日に厚生労働省は、感染拡大している北見市にマスク配布を開始した。三月九日には厚生労働省にマスクチームが設置された。

三月一〇日に、国民生活安定緊急措置法の政令改正により、マスク転売が禁止された(三月一五日施行)。第1章第1節で触れたように、非常時集権方式の一つが統制経済である。つまり、この段階で、実質的に緊急事態宣言を先取りした。もちろん、転売禁止をしても、実需要急増により供給量が絶対的に追いつかない場合、効果がない。

そこで、ついに、四月一日にいわゆる「アベノマスク」配付の方針が示された。全世帯二枚の布製・洗濯再利用方式のアベノマスクは、ないよりはあった方が良さそうである。しかし、結局、時機を失して不評であった。さらに、実際の生産・調達・配付の工程に時間が掛かり、ますます不評であった。また、アベノマスクのアイデア自体が、官邸官僚の思いつき提案として、権力集中の意思決定構造自体に不信が向けられた。

③外出・営業自粛への対処

第一次緊急事態宣言は、「ロックダウン」ほどではないにせよ、全面的な外出・営業自粛である「投網型鎮静」(第2章第2節で後述)を意味していた。そのため、災害行政対応としては、自宅待機の呼び掛けをしなければならない。そこで、安倍首相は先頭に立った。すなわち、四月一二日に、星野源「うちで踊ろう」に合わせて自宅でくつろぐ姿をSNSに投稿した。「投網型鎮静」は、画一的措置に見えて、じつは社会経済上の階層によって打撃に差異があるので、呼び掛け人の首相が「自由階層」（第2章第3節で後述）という特権者であることを顕示するだけであった。

また、「投網型鎮静」は、経済社会に大きな打撃を与えるため、休業・所得補償が必要になる。この点は災害行政対応に盛り込まれており、四月七日には補正予算案を閣議決定している。しかし、所得の大幅に下がった世帯への三〇万円給付案が、四月一五日の公明党・山口那津男代表と安倍首相との会談によって異論がつき、結局、翌一六日に全世帯ひとり一〇万円給付に変更されることになった。「投網型鎮静」という一律自粛であるならば、一律給付という考え方も一定の合理性はあり、また、給付資格審査の簡便性を考えれば、一律支給の方が迅速であるという政策判断もあろう。正当化の理屈が逆流して、全世帯給付になったがゆえに、後追い的に緊急事態宣言の対象が同日（四月一六日）に全国に拡大させられたともいえよう。逆に、「投網型鎮静」であるがゆえに、経済的打撃は社会経済階層によって異なる以上、給付は必要に応じて差異をもうける方が、実質的に公平であるという政策判断もあろう。どちらの政策判断でも賛否はあり得るから、批判を受けないことはできない。しかし、権力集中を期待された政権としては、政策立案と政策調整ができていないことを露呈した。

このような、様々な「失態」によって、災害行政対応における権力集中は蜃気楼であることが明らかになった。もちろん、災害行政対応は、各種の団体・組織の自律的調整で実務的には処理されるので、政権の方針が迷走しても実際上の問題は少ない。しかし、少なくとも、自治体としては、非常時集権方式を受容する構造ではなくなっていった。

†コロナ対策禍と放縦

(1) 空想的災害行政対応の自縛

危機管理や災害行政対応に国政政権が直接に乗り出すことは、対策が功を奏さなかったときには、国政政権に非難と問責が向かい得る。そして、権力集中を求める空想的災害行政対応の観点からは、期待水準が高まりやすく、必然的に「失敗」と評価されやすい構造にある。対策の不調のなか政権は恐慌を起こして、方針や方向性を消失させる。そのときに、のちの国や自治体の為政者などに残されるのは、権力集中の災害行政の指向性を埋め込んだ政策枠組である。背負いきれない重い荷物を、国政政権は自ら招き入れ自縄自縛する。国政を押しつぶした重荷を、自治体為政者は自ら求めることによって、自治体をも自縄自縛していく。

二一世紀の集権構造のなかでは、自治体は政権の意向に追従し、忖度し、陳情競争をしてきた。COVID-19対策の初動においても、それは変わらなかった。しかし、権力集中構造のなかで、政権が方向性を失うと、自治体は追従・忖度し、支援を求める対象を喪失する。いわば、国から他律されることで方針を規定していた自治体は、他律してくれる主体が失われることで、軌道と節操を失っていく。

本来は、国から他律されないことが、自治体が自律的に対応するための必要条件であり、それが分権改革である。しかし、他律を失うことは、自律の発揮を意味する分権型社会をもたらすとは限らない。むしろ、無規律に陥ることもある。実際に自治体はどのように行動したのか、COVID‐19は、自治体為政者の資質を試す。これまで観察された三系統一九の特徴について、まとめてみよう。

(2) 演技系の諸特徴

①装飾

実際には何の効果もなくても、何らかの対策をしている形を示すのが、為政の基本である。何も対策をしなければ非難されるからである。しかし、当初はワクチンも特効薬もなければ、医療従事者を速やかに育成できるわけでもない。医療施設・機器が急に整備されるわけでもない。せいぜいできるのは、「不要不急」の外出自粛の呼び掛けくらいである。

②顕示

自室自演だけでは、民衆に知らせることにならない。夜間土日も含めた不要不急の三密会合を、多人数で開催し、それを報道・宣伝する。そのためには、三密にもかかわらず記者会見や放送スタジオ出演を行う。それ以外にも、テレビCMやSNSなどの手法もある。

③訴求

目立つためには、過激な言動や映像を用いることもある。例えば、「国難」「非常事態」「戦争」「勝負」「正念場」「闘い」「国家の意思」「緊急」「崖っぷち」「ギリギリ」「都市封鎖」「ロックダウン」などという表現が用いられた。例えば、国は自治体に「休校」を唐突に要請し、自治体は国に「緊急事態宣言」を出すように煽る。同じ方向で目立とうとすれば、言動はどんどん過激化する。

④注目

目立つためには逆方向を採ることもある。例えば、全国的課題になっていない段階で、早めに対策を採る。全国的課題になったときには、当該地域では課題ではないと反対を示す。全国的な移動自粛のときには、来訪を呼び掛ける。しかし、実際に移動が起きたときには、移動自粛を求める。為政者が相互に注目を集めようと異なる方向性を打ち出し合えば、行政間の連携と調整はうまくいかない。

⑤無責任

為政者は自ら責任は負わない。例えば、専門家の意見に従ったと称する。自治体は国に要望をするが、自らの対策を準備・実行しないこともある。緊急事態宣言を出せと国に要望するが、いざ国から宣言が出されたときには、何をすべきか決まっていないこともある。そもそも、大半は要請・指示が中心の緊急事態宣言などは、国に頼まなくても自治体は自ら出せるし、そうしている自治体もあるにもかかわらず、そうしないで国に依存することもある。

⑥逐次投入

対策をやっている形を打ち出すためには、毎日のように何らかの対策を提示するしかない。それゆえに、小出しに逐次投入する。

（3）我欲系の諸特徴

⑦高揚感

市場経済と市民社会では、問題がなければ為政は不要である。逆に、民衆の苦難という政策課題が為政者を必要とする。民衆の危機に直面すると、為政者は高揚する。

⑧権力欲

高揚感のなかで、為政者は自らの権力の拡大に、COVID‐19という厄災禍を利用する。例えば、「戦時」「国難」などのなかで、懸命に「奮闘」している自らへの批判・疑問・質問を抗議によって封印したくなる。役に立たない膨大な行政資源を調達・投入しようとする。例えば、法改正（授権法）で権限を拡大し、膨大な予算措置をする。民間企業・関係者・報道機関・医療関係者や民衆に対して、様々な動員指示を出す。さらには、資金と物資の提供を求める。

⑨ショック・ドクトリン

為政者の権力欲は、通常の状況では制約を受ける。そこで、厄災禍という「危機」を利用して、つまり、COVID‐19対策を「理由」として、普段ではできなかったことを、次々に実現しようとする。例えば、デジタル改革を進める。しばしば、厄災禍への対策とは全く無関係である。

⑩統制経済

感染症に対して為政は無力である。ウイルスは行政の言うことを聞かない。為政が統制できるのは、人間行動（特に経済活動）だけである。業種業態によって、営業を止めろ／止めるな、と統制経済が進行する。もちろん、市場は「見えざる手」で動くので、「見える手」の統制経済はしばしば予期せぬ副作用を生む。

⑪吝嗇

統制経済とは支払なき強要である。「危機」を「理由」に膨大な予算措置をしたとしても、それを事業者や労働者に回すとは限らない。自粛要請や緊急事態宣言などと口出しはするが、休業補償・雇用賃金保障などには消極的である。

⑫空転

為政者の権力欲などに基く介入は、しばしば、事業者や民衆から無視される。例えば、イベント自粛はマッチョ系主催者には無視される。為政者の身内の政治家・幹部行政職員たちでさえ、花見・会食・クラブ通い・豪奢接待を続ける。為政者の一員も夜の会食を続け、活動自粛は無理だと嘯くので、為政者の要請は虚仮にされる。

(4) 愚昧系の諸特徴

⑬自縄自縛

為政者自らの所業のゆえに、問題に苦しめられる。例えば、保健所・公的医療機関を抑制してきたので、検査の目詰まり、入院調整の遅延、医療崩壊などが起きる。緊急事態宣言を国に要望したがゆえに、基本的対処方針による国からの集権的な締付けを招く。中国国賓来日を求めていたので、中国からの渡航を制限できない。オリンピックを招致したので、IOCが延期を決めるまでは、広範な検査によって感染拡大を認めることもできない。また、招致した以上は、返上することもできない。

⑭浅智恵

思い付きの対策を始める。例えば、布マスクを各戸配付する。近所の人から贈られたマスクをときどき着ける。SNSに不用意に投稿する。

⑮拙速

智恵がないので拙速になる。例えば、国から来た文書を読み間違えて、早とちりで「都道府県境間往来自粛」などを隣県と調整せずに打ち出す。緊急事態宣言を、早く出せと求め、早く解除せよと求める。また、具体的な対策を詰めないまま、「協力金・給付金を出す」などという。

⑯遅延・朝令暮改

拙速な対策の具体的中身を問われれば、「検討中」と答えざるを得なくなる。拙速ゆえに遅延する。遅延するがゆえに「後手後手」と批判されるので、拙速になる。支給金基準を打ち出しても、大きな非難を浴びて、方針を転換する。

⑰二重基準

為政者は自分と被治者を区別する。例えば、行動自粛は民衆だけであって、自分たちは無関係とする。特権的な自由階層である。為政者は自分だけは感染症にならないという根拠のない自信を持つ。民衆には外出自粛やテレワークを推奨しながら、自らは登庁出勤を自粛せず、部下にブラック労働を要求し、多人数を集めた三密会合・記者会見を平気で続ける。民衆にはマスク着用を求めながら、自らはマスクを外して放送局スタジオに出演する。

⑱矛盾

対策を詳細に詰められないので、曖昧で矛盾する方針を打ち出し、事業者や民衆は振り回される。例えば、「三密を止めろ」「マスクをしろ」という趣旨のメッセージを、当の本人が三密の記者会見場や放送局スタジオからマスクなしで呼び掛ける。繁華街に「出歩くな」というために、職員を繁華街に出歩かせる。「マスク会食」などと実行不可能な方針を示し、実質的には飲食店での食事を不可能にするが、飲食店での外食の継続を訴える。「正しく恐れる」などと教示されるが、そもそも何をどうすればよいのかはわからない。

⑲差別

民衆が普段から持っている差別意識を刺激し、感染症対策の非常事態を大義名分に、差別を事実上放任してしまう（第3章第5節）。例えば、発症者の個人行動履歴を公表して、蔓延防止や予防の名目によって実質的な差別を促進する。フリーランス・個人事業主や、風俗など特定業種・業界への劣等処遇を行う。医療従事者やその家族を排斥する。感染が激化している国・地域・集団への反感行動を為政者が招き寄せる。移動往来を県境で排除しようとする。マスクがないだけで疑惑の目を向ける。しかし、二重基準なので、有力者は同じことをしても差別されない。

†無規律型社会か分権型社会か

COVID－19は、為政者の能力と資質を試す(4)。現在の日本では、右記の一九の特徴を示していることも多い。もちろん、そのような為政者ばかりではない。一九の症状は裏返せば、①対策実行、②情報開示、③危機感、④異論・討論、⑤提言・意見具申、⑥柔軟、⑦指導力、⑧能力、⑨果断、⑩指揮、⑪効率、⑫忍耐、⑬自制、⑭挑戦、⑮即決、⑯熟慮、⑰強靱、⑱多様、⑲識別、などの特長にもなり得る。そして、特長は、日常からの基礎的整備が必要なのであり、危機に直面して急に育成はできるものではない。むしろ、拙速短慮に対処をして、救民のつもりが棄民に至らないように注意するしかない。

自治体がこうした事態に陥ったのは、二〇〇一年段階で「第一次分権改革」と命名して、その後も分権改革の継続を目指したにもかかわらず、二一世紀第1四半期以降、分権型社会に向かわなかった構造要因が大きい。その意味では、自治体だけに起因する問題ではない。むしろ、小泉政権・第二次安倍政権など、官邸主導の進行により、さらには、民主党政権の「政治主導」の掛け声も含めて超党派化して、各政党間の牽制作用がなくなったことにより、国政における権力集中化が進んだ構造による。

国政での権力集中は、国と自治体の関係でも、分権改革を「ぶっ壊し」(小泉)、集権型社会を「取り戻した」(安倍)。その制度的な象徴が、第1章第1節で触れた重要政策会議の一つとしての国家戦略特別区域諮問会議である。こうして、自治体は、国政への服従を求められ続けた。そして、集権型社会を支えるように、「自発」的または適応的に、国政へ追従や忖度をし、さらには、露払いや先導をしてきた。

追従と忖度の自治は、国政政権が恐慌を起こして、方針や方向性を消失したときには、無規律の暴走を始める。なぜならば、追従・忖度すべき対象が消失するからである。一見すると、分権型社会の自治体の自律的行動が開花するようである。しかし、地域住民のニーズから出発した自律的な政策ではない。国政の権力中核しか見てこなかった自治体為政者は、国政の重圧の箍が外れ、軌道を見失うことになった。しかし、それは、分権型社会ではなく、無規律型社会である。こうした無規律型社会は、国政政権が権力集中の回復に成功すれば、すぐに追従・忖度の集権型社会に戻る。

2　排除と鎮静

†排除と矯正と流行

為政は、問題ある人間や現象を排除し、好ましい状態（治政）に保とうとすることがある。あるいは、問題ある人間や現象を矯正し、好ましい状態に保とうとする。また、「自然の摂理」に委ね、あるいは、その流行に乗ることで、望ましい状態になると称する。[5]為政者は、政治的責任主体であるならば、それぞれの対策を選択する。あるいは、単なる従属客体であるならば、それぞれの対策の閉塞から別の方向に向かわざるを得ないように追い込まれる。そして、対策の有り様によって、民衆にとっては異なる形態の利益・不利益が発生する。

排除とは、多数派を為政者が動員して少数派を排除するときに効果的である。民衆は、高圧的な為政者に嫌悪を示すこともあるが、逆に、自分が排除される少数派に回らないように、自ら率先して排除に向かうこともある。しかし、排除の対象が拡大していくと、排除しきれない状態に陥る。そのときには、すべての民衆を一律に矯正する「行動変容」を目指すしかなくなる。これはある意味で、形式的に公平なのではあるが、多数派にとって不愉快なこともある。また、厳密な意味で全員が斉一的に行動変容することはなく、そこには新たな脱排除または特権が見いだされることもある。

そのときに、多数派民衆を融和するために、為政者は再び少数派に対象を限定した排除に方針を転換するかも知れない。あるいは、矯正を求める対象を限定するという、排除による矯正に向かうかも知れない。あるいは、矯正または行動変容すら期待しないで、蓋然的な傾向を意味する「自然の摂理」の流行に委ねて、その方向に便乗することで、対策を執ったと称するしかなくなるかも知れない。いかなる問題でも、ある程度の時間が経てば、いずれ終熄するか、忘却されるか、他の問題に関心が移るか、という流行があるからである。

COVID-19対策は、こうした為政者が執る排除・矯正・流行の具現化であるとともに、対策による悪影響、すなわち、コロナ対策禍を可視化する。感染症蔓延であるため、医学的・公衆衛生科学的な対策という外観を持つが、前記のような為政の性質と変態は、こうした「科学」的知見に基づく対策に限られない。むしろ、為政がなされる社会全体の特質を浮上させるだけである。太陽光冠（コロナ）は、太陽本体が黒くなる皆既日蝕のときによく見える。コロナは日本社会の蝕をネガとして浮上させる。しかし、皆既日蝕はいつまでも続くわけではない。とはいえ、見えなくなったからと言って、漆黒の業が消えたわけではない。潜在化して蔓延しているだけである。

†排除の政策枠組

(1) 感染症対策と排除

感染症蔓延は、人から人への感染が、指数関数的(一を超過する「実効再生産数」[6])になることであり、感染源となる人間(「患者」「無症状病原体保有者」[7]、以下合わせて「保有者」)を早期発見して、他の非保有者集団から排除する対策になりがちである。

症状が重篤になる前に、健康診断や検査によって、保有者を早期発見する。保有者を移送して特定施設(しばしば「感染症指定医療機関」)に隔離入院させ、あるいは、保有者の移動を禁止して、他の非保有者と接触しないように施設・地域を封鎖することが、感染症対策での排除である。

感染症対策は、感染源となる保有者と、そうではない非保有者とに、人の間を区別・分断[8]する政策枠組となることが、普通のようである。[9]非保有者は内発的には感染しない。保有者が外部から往来し、保有者に非保有者が接するから罹患する。したがって、保有者を非保有者集団から排除する、という対策を行う。[10]

排除型の政策枠組は、むしろ異例であって、自明ではない。通常の医療政策は、患者は病魔の被害者であり、加害要因は病原体であるから、人間集団は患者を排除せず、医療従事者・健康者が患者を治療・看病・支援する矯正型の政策枠組である。[11] しかし、感染症対策の政策枠組は、排除型と矯正型とが表裏一体となっている。排除された人間は、対処を放置されて廃棄されるわけではなく、むしろ、医療提供という矯正が目指される。しかも、その矯正（治療）は、刑務所における矯正（更生）という押しつけがましいサービス提供に比べて、排除された患者本人も希望することである。とはいえ、矯正（治療）サービスを受けるには、非保有者集団という自由な社会から排除されなければならない、というのが、排除＝矯正（治療）一体型の政策枠組である。

排除型を含む政策枠組では、被害者・弱者である患者が加害者扱いされて、[12] 排除される。さらに、潜在的加害者として無症状病原体保有者が設定されて排除される。外見上から患者と同じ症状を見せる「疑似症患者」（以下、「疑似者」[13]）や「感染症にかかっていると疑うに足りる正当な理由のある者」（以下「被疑者」[14]）、も同様である。それゆえに、無症状病原体保有者や疑似者・被疑者は、排除されないためには、保有者と認定されないように振舞うしかない。[15] 自らは非保有者と信じるものは、感染を恐れて、あるいは被疑者になることを恐れて、他者である保有者の発見と排除を進めがちである。

感染症とは人間社会の醜さを白日の下に晒す。疫学・医学上の専門知識の光冠の輝きで見えにくいが、すべての領域に根底的に存在する、皆既日蝕のようにどす黒い社会の闇である。日本社会で身近なところでは、例えば、学校や職場の「虐め」である。被虐者は、何らかの理由の「保有者」として、多数派加虐者から排除される。被虐者を助けようとすると「濃厚接触者」となって、一緒に「保有者」扱いされる。被虐を恐れる人は、自分も被虐者となる可能性があるゆえに、自らを非保有者であると実証するために、率先して虐めに着手する。

虐め社会では、自ら手を汚さず、他者を教唆する者が、「リーダーシップ」のある者と見なされ得る。それゆえ、そうした人物が、「政治家」としての「資質」を持ち、「賞賛」され「成功」し得る。[16] 逆に、虐めを許さない真の政治家は、目立つことも賞賛されることもない。

(2) 感染症法という政策枠組

「感染症の予防及び感染症の患者に対する医療に関する法律」(以下、「感染症法」)が想定する対策プログラムも、通常の矯正(治療)型の医療法制に、排除型を追加した政策枠組である。法律名称の前半が排除型、後半が矯正(治療)型である。[17] 感染症予防のためとして排除型が正当化されている。感染症法では、都道府県（知事）が前面に立って措置を行う（第一五条など）。なお、保健所を持つ政令指定都市・保健所設置市（市長）・特別区（区長）も同様である（第六四条①）。

①健康診断

被疑者に対して健康診断を勧告できる（第一七条①）。勧告に従わない場合には、配下の職員に健康診断を行わせることができる（第一七条②）。

②就業制限

保有者について医師の届出があった場合、蔓延の恐れがある業務として省令指定された業務（食品関係や接客業など）への就業を制限できる（第一八条②）。

③入院

蔓延防止のため必要があると認めるときは、患者・保護者に対して感染症指定医療機関に入院を勧告できる（第一九条①）。勧告に従わないときは、患者を措置入院できる（第一九条③、二六条）[18]。入院期間は七二時間を超えてはならない（第一九条④）。

④その他

消毒（第二七条）、ねずみ・昆虫等の駆除（第二八条）、病原体汚染（またはその疑い、以下同じ）物件の移動の制限・禁止、消毒、廃棄（第二九条）、病原体汚染死体の移動の制限・禁止、火葬、埋葬（第三〇条）、病原体汚染水の使用・給水の制限・禁止（第三一条）、病原体汚染建物への立入制限・禁止、封鎖（第三二条）、交通の制限・遮断（第三三条）、などができる。④は①〜③と異なり、人（保有者）の排除ではなく、物の排除である。

（3）排除への自戒とその限界

感染症法の政策枠組は、排除型のみを制度化したものではない。前文後半は、「……我が国においては、過去にハンセン病、後天性免疫不全症候群等の感染症の患者等に対するいわれのない差別や偏見が存在したという事実を重く受け止め、これを教訓として今後に生かすことが必要である。（改行）……感染症の患者等が置かれてきた状況を踏まえ、感染症の患者等の人権を尊重しつつ、これらの者に対する良質かつ適切な医療の提供を確保……することが求められている。（改行）ここに、このような視点に立って、これまでの感染症の予防に関する施策を抜本的に見直」す、としている（傍線筆者）。

法律の正式名称にもあるように、感染症予防＝排除だけではなく、「感染症の患者に対する医療」（矯正）を標榜している。国・自治体は「患者等の人権を尊重」（第三条①）する責務を負い、しかし、国民も[19]「患者等の人権が損なわれることがないようにしなければならない」責務を負う（第四条）。また、対象となる患者を特定した治療（矯正）が、「いわれのない差別や偏見」という意味を付加された排除にならないように、自戒を込めている。

しかし、崇高な理念に隠された排除型の本音は、すぐに露呈する。「感染症の発生を予防し、及びそのまん延の防止を図り、もって公衆衛生の向上及び増進を図ること」が目的であって（第一条）、患者への医療の提供は手段に過ぎない。「いわれのない差別や偏見」（前文）は否定されるが、国・自治体は「正しい知識の普及」（第三条）に基づけば、為政の実態を言えば、為政者・専門家などが、「正しい」と信じていれば、「差別や偏見」という批判を免れる。国民も「正しい知識を持ち、その予防に必要な注意を払うよう努める」(20)（第四条）ため、「正しい知識」に基づく排除は正当化される。しかし、過去の感染症において、専門家の「正しい知識」が、為政者や民衆に利用され、「民主」的に差別や偏見を引き起こしてきたという教訓は、充分に活かされているとはいえない。(21)

†排除の実行

(1) 国外からの排除

排除の境界線をどこに設定するかが、排除の為政の出発点である。甲殻型といわれる近代主権国家は、国境が最も典型的な境界線である。感染症は国外に存在するという前提に立てば、国内に「持ち込ませず」という「水際対策」が考えられる。弧状列島・日本は国境が海洋なので、比喩的に「水際対策」と呼ばれるが、空港も含めて国境が存在する。検疫は典型的には外的排除である。但し、こうした海港・空港を通過してしまうこともあるので、国内に入ってからも、外国由来の人間を排除することも行われる。そこで、検疫所などの国の行政組織のみで行うのではなく、全国の自治体を通じて張り巡らされた保健所ネットワークを動員して実行される。[22]ただし、これまで、日本は全体として保健所という組織を削減してきた。[23]

国外からの排除として、以下のような対応をしてきた。

第一は、中国・武漢市や湖北省からの帰国者の隔離・経過観察である。[24]

第二は、ダイヤモンド・プリンセス号の「長期検疫」である。水際対策という典型的な排除であるが、船内では排除をしなかったため、充分な対策とはならず、船内では流行が拡がった。保有者を発見・隔離するのではなく、被疑者を包括的に閉鎖し、閉鎖空間のなかではゾーニング（隔離）や鎮静を行わず放置すると、[25]どう流行するかを結果的に明らかにした。[26]

第三は、帰国者・接触者相談センター方式である。厚生労働省は、二〇二〇年二月一日に各都道府県に事務通達を発して、各保健所内に設置を求めた。感染を疑って相談する目安は、発症前二週間以内に、（一）「新型コロナウイルス感染者」と濃厚接触をした者で、

①発熱または②呼吸器症状がある人、(二)「流行地域を訪問した人」または「流行地域への渡航・居住歴がある人と濃厚接触した人」で①発熱三七・五度以上かつ②呼吸器症状がある人、などである。

第四は、クラスター対策班による「クラスター潰し」である。感染源は外国由来という発想である。

第五は、二〇二〇年前半の「水際対策」が「失敗」したのちにも、いわゆる外国由来の変異種対策が執られている[27]。

「水際対策」は、すでに国内に保有者が存在していた場合には、必ずしも功を奏さない。渡航履歴のない患者や、帰国者との接触のない患者が発生して、早期から市中感染は起きていた。変異種についても同様であった。実際、これだけ人的・物的交流が盛んになると、入国者のなかから感染者などを特定して排除する「水際対策」は、実行困難である。それゆえに、人的・物的交流の絶対量を削減する渡航制限・禁止という「鎖国」に向かわざるを得ない。しかし、日本は国際的経済関係が濃密かつ膨大になっているグローバル市場経済に依存しているがゆえに、「鎖国」をすると経済社会文化への影響は深刻となるため、「水際対策」をしながらの入国制限緩和が常に模索される。そして、それは入国手続の面倒を増やすが、入国を阻止することではないので、「水際対策」の効果を下げる。

(2) 国内での排除

国の方針を受けて、保健所などを抱える自治体は全国的な排除の一翼を担ってきた。仮に自治体が協力しなければ、「水際対策」の「蟻の一穴」として、厳しい非難に晒され、当該自治体およびその住民集団が、被疑者または「患者等」として、他地域から排除される。それゆえ、自治体は国による全国的な排除を実行する。むしろ、全国的な排除の方針にも増して、自発的または忖度的に、あるいは、排除されることへの恐怖から、地方的な排除に邁進する。特に、感染者が多く確認された地域であれば、なおさらである。

第一に、自治体は自らの管理する施設での排除を開始する。例えば、児童生徒の親が医療従事者や運送事業者のように、感染リスクが高い、あるいは、感染リスクが高い地域との往来をしている場合、その児童生徒に学校への登校停止を指導する。[28] 児童生徒に感染者が発生した場合には、出席を停止させ、学級・学校を閉鎖し、消毒などの作業を行う。[29] 自治体の窓口施設などでも同様である。職員に感染者・濃厚接触者が発生すると、その職員の行動履歴を調査・公表し、職員を入院または自宅療養させて経過観察し、同僚職員を自宅待機させて経過観察して、施設を閉鎖・消毒する。[30]

第二に、患者・濃厚接触者が判明すると、当該個人の行動履歴を公表したり、立寄先を公表することがある。[31] しばしば事業者・店舗名は公表される。[32] また、具体的な個人名を明かさなくても[33]、年齢・性別・国籍・住所・勤務先・通学先などを明らかにすることもある[34]。ネット遊民や地域住民は当該個人探しを始め、結果的には、「正確」な場合もあれば「濡れ衣」の場合もあるが、当該個人は特定され排除される。当該個人探しを制止する自治体による効果的な対策は遅れる。そもそも、自治体は、住民による「自粛警察」的な排除を、感染症対策・予防に効果があると期待しているのかもしれない（第3章第5節）。

固有名を含む詳細で具体的な情報開示は、一般住民が感染のリスクに晒されたかの不安を解消して予防を進めるために、また、接触の可能性のある人が早めに検査・自己診断ができるように、などとして正当化される[35]。

しかし、前者は、排除されたくない多数派の自称非保有者の不安を宥めるだけの手段である。そして、感染が判明して排除される恐れと不安を掻き立てるために、後者の効果は減殺される。行動履歴や感染リスクの情報をもとに自己申告することは、自らが自らを排除させる。それゆえ、自ら感染の疑念を持っても、早期相談・受診を思い留まらせる側面がある[36]。その場合には、患者の隔離・入院・治療を遅らせ、市中感染の拡大につながるかもしれない[37]。少なくとも、結果として感染経路不明の市中感染の割合が高くなったということは、充分な自己申告や早期相談がなされていなかったことを推測させる。

自治体の情報公表は、社会的な排除が予想されるときに、自己申告しない方向にも作用する。しかも、あらかじめリスクの可能性を知らしめ、結果的に感染したときには、事後的に「感染が疑われたにもかかわらず、なぜ市中を移動したのか」という糾弾を惹起させ、さらなる強い排除を促す。それゆえに、自己申告を促進することもある。逆に、そのような強烈な排除は、なお一層、非申告・非受診を促し、治療を思いとどまらせ、感染を拡大し得る。自治体は、住民の健康・生命を重視する対策を目的としているが、感染拡大防止の効果があるのかないのかはわからない方策を執る。ただ、明確なのは排除が強化されることである。そして、効果不明の排除をする自治体為政者が、庶民感覚に寄り添ったとして、排除する側の自称非保有者である住民多数派の拍手喝采を浴びることもある。

(3) 排除の限界――医療崩壊対策と〈排除の排除〉による排除の表面的維持

排除は、被排除者が排除者より圧倒的に少ないときに、民主政治的に成り立ちやすいだろう。権威主義体制であれば、大多数の民衆を排除することも容易であろう。とはいえ、民主体制の場合にも、多数派が排除されることも可能である。個々の民衆はそれぞれに世間からの排除をされるが、結果的には、多数がそれぞれに排除される状態である。「自粛警察」で相互監視して、相互に排除しあうこともあり得る。

排除型政策枠組の観点からは、排除は被排除者を受け入れる場所がある限り成り立つ

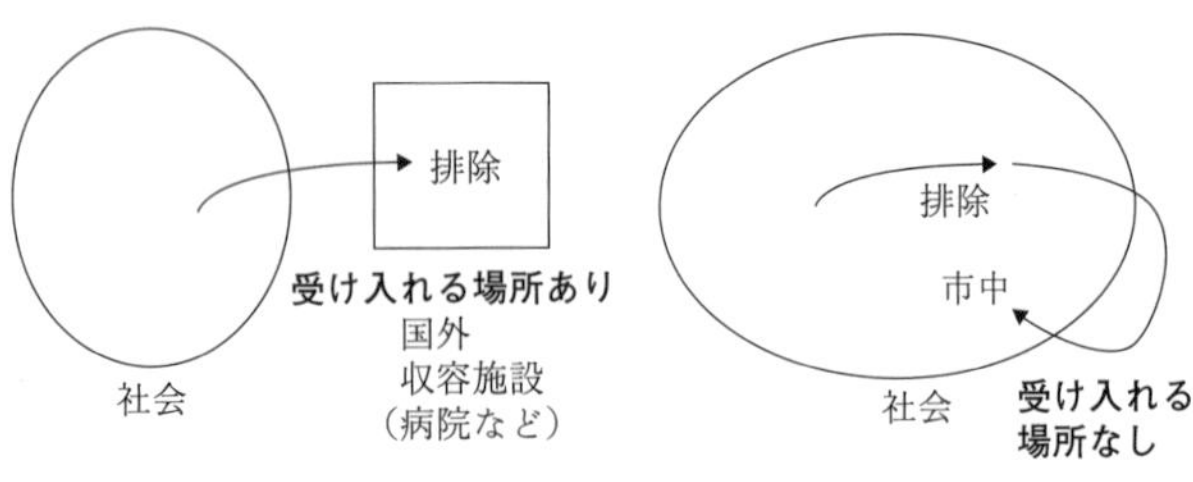

図1　排除と収容

【図1】。国外排除の場合には、排除の受入先はほぼ無限にあるかのように見える。[38]しかし、国内の場合には、政策枠組によりけりである。感染者を病院に収容することが排除の実行であるならば、被排除者を収容できる限り成り立つ。[39]しかし、感染症蔓延が拡大すれば、収容者は無症状者・軽症者を含めて膨大な数になる。このため、あとから入院加療が必要な重症者・重篤者が現れても、収容できない事態になり得る。この状態が医療崩壊である【図2】。

したがって、行政的に認定可能な感染者数は、感染症対策の医療体制の供給量に規定される。少なくとも短期的には、患者数だけ医療施設を作るのではなく、医療収容施設の範囲内で患者数を作るしかない【図3】。行政需要の抑制である。[40]そのためには、排除すること自体から排除することで、表面的な排除の実行を確保する。逆に言えば、排除が厳格に実行されないがゆえに、排除に伴う差別などの広範な被害を抑える効果も持つ。

しかし、収容されない患者に対する隔離の要請は残るため、排除の排除からも排除されることは続くので、差別などの被害が消えるわけではない。

排除の排除には、以下のような方策がある。

第一に、相談・検査件数をあらかじめ絞る。例えば、発熱や咳痰などの症状がある受診や検査を希望する者を、あらかじめ排除する。[41] 検査しなければ行政的な意味での保有者にならない。こうして、検査されない感染者は市中に存在する。

第二に、無症・軽症患者または濃厚接触者の自宅経過観察である。患者側の論理のなかには、待遇の悪い収容施設よりは自宅療養の方がケアの質は高い、子どもの面倒を親とし

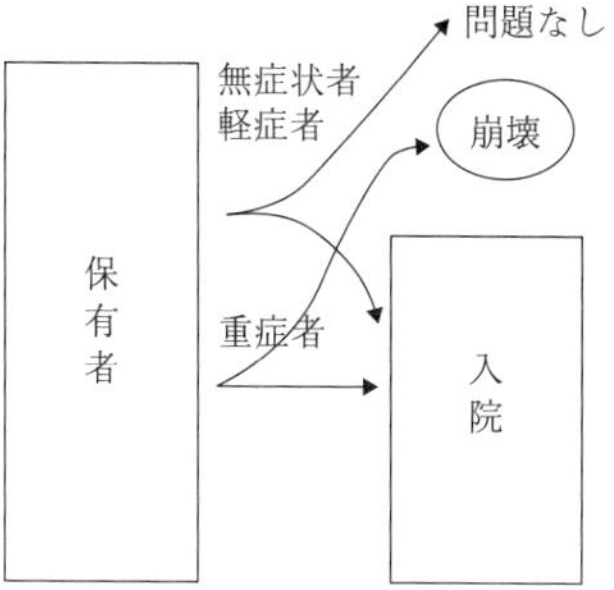

図２　医療崩壊

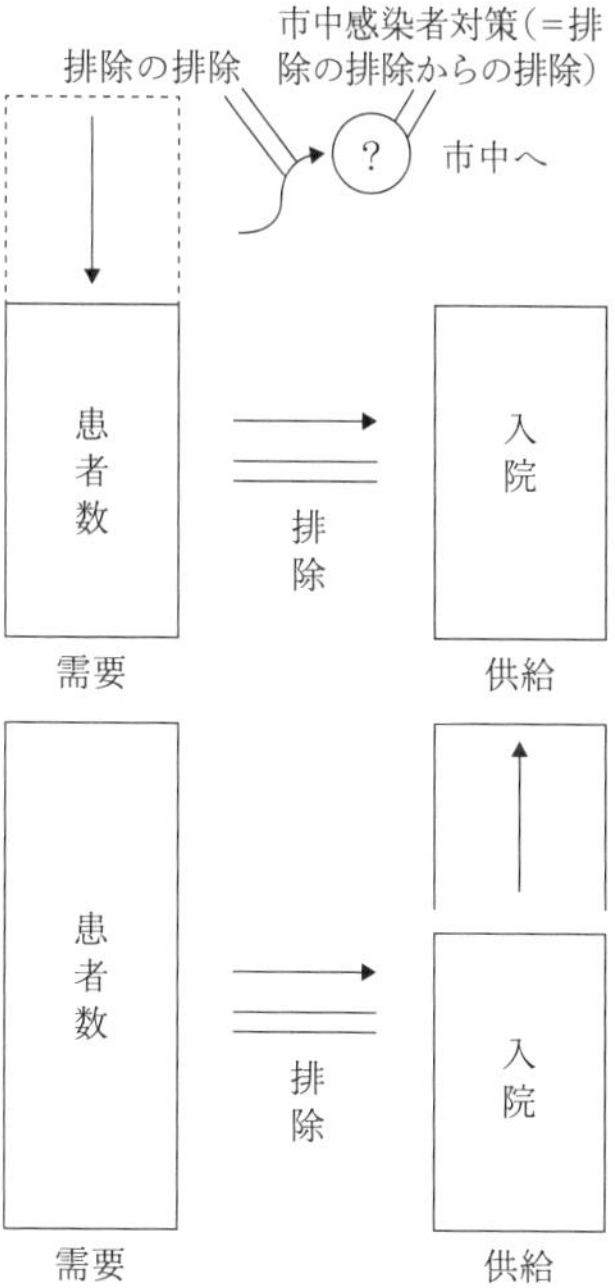

図３　行政需要の抑制（上）と行政供給の拡大（下）

て監ざるを得ない、などの希望もあろう。しかし、患者に寄り添った理由で行政が判断するとは限らない。自宅療養より収容施設を希望する人もいよう。為政の判断としては、収容施設（子どもの面倒を見る養護施設も含む）が足りない供給制約が大きい。とはいえ、自宅待機によって家族内感染を促進することになる。

排除できる範囲でしか排除できない。それゆえ、排除から排除して、排除を表面的に維持する。こうして、クラスター対策の影で、あるいは、医療崩壊は免れたなかでも、市中感染を拡大させた。

もっとも、感染・PCR検査の有無にかかわらず、重篤な肺炎などが起きれば、入院加療が必要になる。重篤患者が爆発的に増えれば、排除の排除も実行不能になり、医療崩壊は起きる。市中感染によって重篤な発症患者数がどの程度になるかは、「自然の摂理」による流行である。結果的には「八割軽症」というCOVID-19の特徴や、「ファクターX」[42]もあって、医療崩壊は起きなかった。僥倖である。[43]

†鎮静の実行

（1）鎮静の登場――接触自粛措置

①投網型のなかの鎮静

保有者を発見することを前提とする、感染症法による排除型対策は限界に直面した。広く社会一般に保有者が存在するので、いつどこで感染拡大が生じるかは不明である。そのため、保有者・非保有者を問わず、全ての個々人を対象としなければならなくなった。もちろん、保有者の入院措置などの排除＝矯正（治療）型がなくなるわけではなく、排除＝矯正（治療）型と同時並行で、排除型の限界を補完するかたちで、非排除型（投網型）が模索される。

保有者に限定した対策に比べて、非排除型（投網型）では、一気に行政対象は拡大する。そこでは、全てまたは多数の個々人の行動変容を、個々人を特定し排除することなく、投網を掛けるように実行しなければならない。このときに、矯正としてどのような行動変容を求めるのか、それをどのように実行するのかが、非排除型（投網型）の政策実行での問題である。

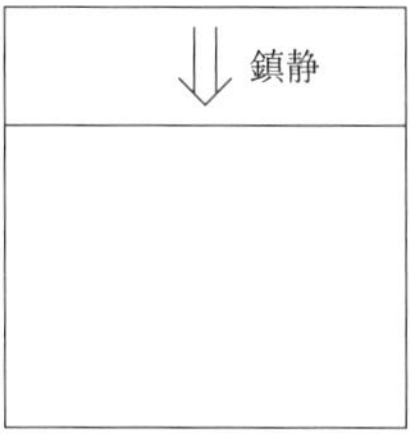

鎮静
行動
民衆

図４　鎮静方策

国・自治体は、矯正の内実として対人接触活動を減少させる鎮静方策を打ち出した【図４】。初期のクラスター対策班などの知見から、密集・密接・密閉いわゆる「三密回避」が特に提示された。また、基本的にはヒトヒト感染であるから、人と人の接触頻度を一般的に抑制すれば感染を終熄させられるという、

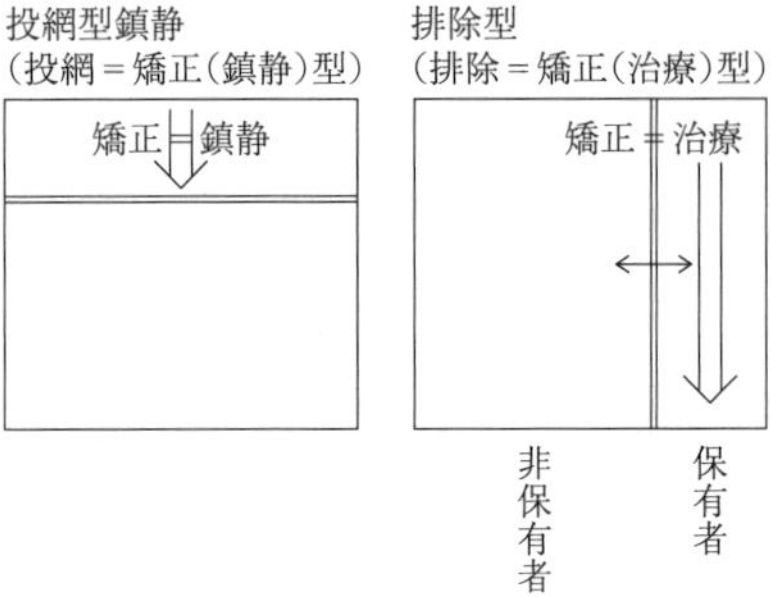

排除型
（排除＝矯正（治療）型）
矯正＝治療
保有者
非保有者

投網型鎮静
（投網＝矯正（鎮静）型）
矯正＝鎮静

図５　排除型と投網型鎮静

疫学的（素人常識的？）理論が示された。それは、不要不急の外出・往来自粛と理解された。もっとも、自宅滞在すれば、保有者の場合には家庭内感染の確率を高める。とはいえ、多数派が未保有者ならば、感染爆発は抑えられる。こうして、投網型鎮静である接触自粛措置に転換した。

対人接触活動のうち、特に、感染しやすい環境での活動を「排除」する意味で、人の排除ではなく環境の排除として、排除型の延長線上でも理解できなくはない。感染症法の措置のうち④は物（環境）の排除である。

しかし、排除型（排除＝矯正（治療）型）と投網型鎮静（投網＝矯正（鎮静）型）とは異なっている【図5】。第一に、感染症法の排除は、保有者と診断してからの排除、いわば、事後的措置である。ところが、投網型鎮静は、保有者と診断する前の、あるいは、保有者と診断することなく、対処をとる事前的・予防的措置である。第二に、排除とは被排除者と非被排除者の鑑別を前提にする。投網型鎮静は、保有者・疑似者・被疑者のみを対象にするものではなく、非保有者も対象である。すべての人間を区別せずに一般的に対処するのは、排除型ではない。あえて、排除型の用語で記述すれば、すべての人間が隔離収容された、という表現になるが、それは排除とは言えないだろう。

②一律自粛要請

特段の対象を絞ることなく、それゆえに排除型の要素なく、投網型として鎮静を行うと、一律行動制限となる。日本の場合には、法令による義務づけを伴ったロックダウンではなく、要請（行政指導）に基づく外出・往来自粛である。特定の被排除者に限定された抑制ではなく、全ての民衆に抑制を求めることは、形式的には公平であるが、経済社会文化に与える影響は甚大である。また、完全に一律の抑制がされることはないので、実質的な不公平・不公正を伴いがちである。排除の政策枠組で理解されれば、大多数の民衆が排除され、一部の「特権者」のみが抑制を免れる状態になり得る【図6】。それゆえ、一律自粛要請という投網型鎮静は、発動されることも難しいし、仮に発動させても、長時間の継続は困難である。

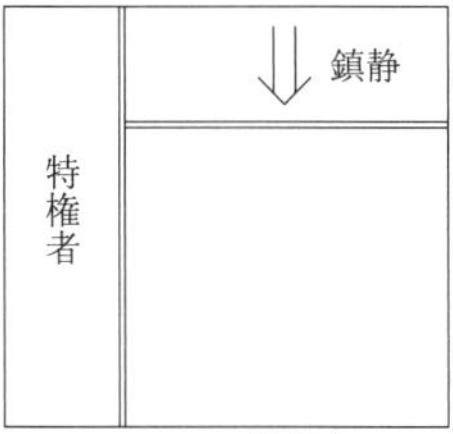

図6　排除型の要素のある鎮静

国は、災害対策の権力集中の指向性のなかで、広範な一律行動抑制という権力を揮（ふる）うことを目指すかと思われるが、実際には、そのような投網型鎮静の実行には慎重であった。二〇二〇年三月からの感染第一波においても、二〇二〇年夏頃の第二波においても、二〇二〇年末からの第三波においても、権力発動の典型である緊急事態宣言の発出には、全体としては慎重であった。結果として、自治体側から要請されるかたちで、第一次・第二次緊急事態宣言を発出した。

自治体は、第一波に際して、三月頃から、国による緊急事態宣言の発出を求めた[44]。第一次緊急事態宣言は、二〇二〇年四月七日当初は七都道府県だったが、四月一六日に直ちに全国一律に拡大した。その意味で、全国民衆の一律行動抑制という投網型鎮静の対処が執られた。しかし、それは、長続きすることはなかった。感染状況が下降局面に入れば、早期解除は解除地域の「成功」の証しとなる。つまり、未解除地域と差別化できる。このように、鎮静のなかにも排除型の要素が存在している【図6】。一部地域の「特権化」を目指した域外排除が始まる以上、残された未解除地域も地域間排除を避けるためには早期解除を求める。五月一四日には三九県で、五月二一日には関西三府県で、五月二五日には残る五都道県も解除された。発出も解除も、地域間では、わずか一〇日程度の時間差しかない[45]。

(2) 鎮静の限界

鎮静を排除の政策枠組で理解すると、ポジとネガのように記述できる【図7】。第一は、社会経済文化や広い空間を排除して、自らを「安全」なところに留める「自宅避難」「屋内退避」「引き籠もり」である。第二は、自宅を排除される場所として、すべての民衆を社会経済文化あるいは空間から排除する「自宅軟禁（Stay Home）」である。[46] 排除の確実な実行には収容が必要である。後者の場合には、自宅という私的空間に居続けること自体が、収容という為政の対象空間に位置づけ直されることでもある。「自宅軟禁」は全面的な「院外収容」でもあり、それならば、排除型の院内収容が、同時に、治療の給付と接合しているように、院外収容にも給付が必要になる。それゆえに、鎮静にも排除と同様の限界が存在する。

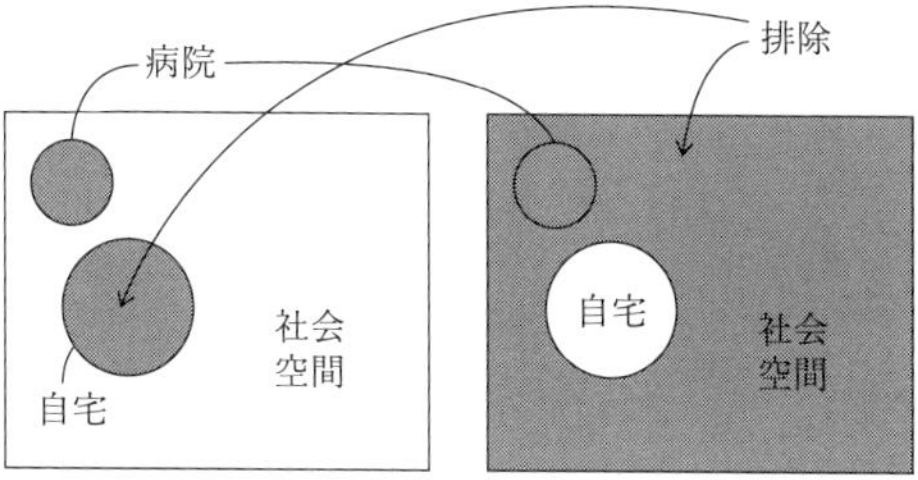

　第一に、金銭補償（「自粛と補償はセット」言説）である。例えば、休校要請をすれば、子どもの面倒を見るために仕事を休まざるを得ず、雇用・稼得が失われる。営業自粛すれば売上げがなくなる。自粛によって企業業績が悪化すれば、特に非正規労働者や個人事業主・フリーランスの雇用・稼得が失われる。鎮静の作用に応じて選別的給付が構想された（雇用調整助成金コロナ特例、緊急雇用安定助成金、持続化給付金、所得減少世帯三〇万円給付

図7　排除のポジとネガ

構想など)。さらに、全面的自粛に移るに連れて全面的給付となった(住民一人あたり一〇万円の特別定額給付金)。

第二に、自宅軟禁の前提は自宅の存在である。しかし、路上生活者やネットカフェ難民など、必ずしも「自宅」があるとは限らない。しかも、支援サービスは感染症対策で供給が減っている。

第三に、モノとしての自宅に、人的サービスが伴うとは限らない。例えば、子どもの居場所、保育、教育、監護・看護・食事などである。主に女性のアンペイドワークへの皺寄せとなる。[47] あるいは、DV・児童虐待などが増える。しかし、国・自治体は、「家族によるアンペイドワークへのただ乗り」の宿痾から、金銭補償に比べて感度が低い。

結局、排除・鎮静ともに、院内収容の現物給付または院外収容の現金・現物給付を必要とする。感染症対策能力は給付能力に規定される。税収の低さ、非正規・不安定労働の多さ、社会的児童養護の弱さ、失業給付・生活保護など所得保障制度の弱さ、家族依存による行政の能力構築の怠慢などにより、日本の給付能力が欧米諸国に比べて著しく低い。それゆえに、強度の投網型鎮静であるロックダウン措置も不可能である。

日本では排除も鎮静も給付能力の限界に直面している。排除型の限界から投網型鎮静に向かうが、投網型鎮静でも限界に直面して、また、排除型に戻らざるを得ない。このよう

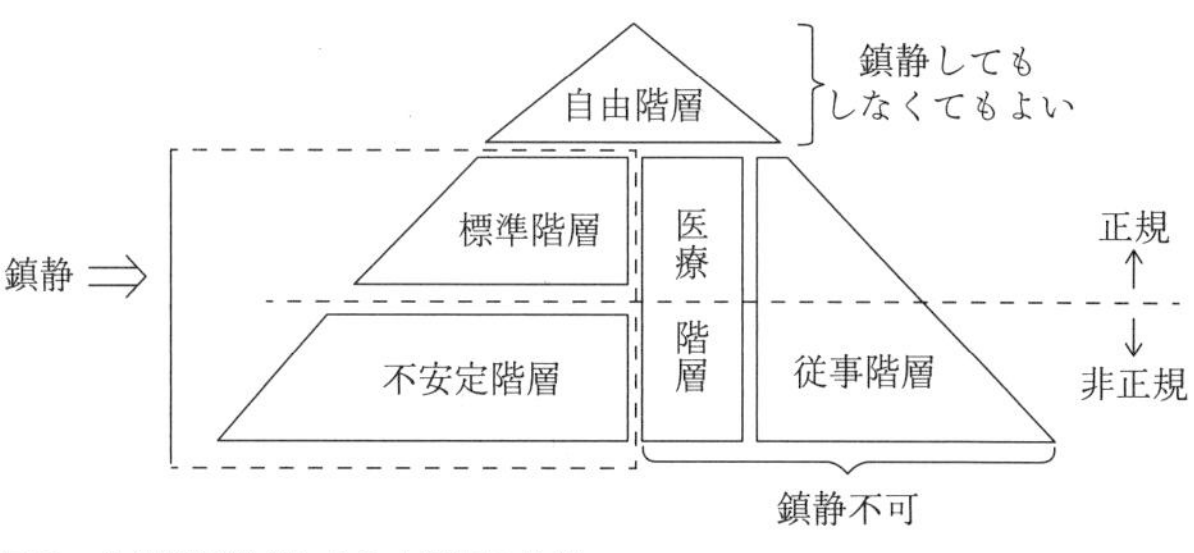

図８　投網型鎮静がもたらす階層の分断

な振り子運動のなかで、行政・経済社会の給付能力が限界として一貫してつきまとって閉塞を生んでいる。「感染症対策と経済の両立[48]」を目指すが、それが感染再拡大を招けば、再び、排除・鎮静を執らざるを得なくなる[49]。こうした閉塞は、第3章で扱うことにしよう。

3　折衷と流行

†鎮静の限界

(1)　投網型鎮静の実質的不公平性

投網型鎮静という全面的自粛措置は、対象者を選別することはないので、形式的には公平な為政である。しかし、投網型鎮静は、実質的には階層によって異なる作用をもたらし、階層間の不公平と分断を生み出す【図8】。大別して五つの階層が観察された。

第一は、投網型鎮静が想定する標準階層である。実際の民衆が標準階層として画一的であれば、実質的な不公平は生まれないが、実際はそうではない。標準階層の典型は、テレワーク在宅勤務者と年金生活者である。所得は一定程度保障され、通勤や無駄な会議の負担および市中感染リスクは軽減される。仕事の能率は下がり得る。外出・外食やレジャー・運動の機会が減るという不満はある。

ただし、在宅に伴う家事・育児・介護問題が発生する。家族内のジェンダー関係は、しばしば、家事・育児・介護などの負担を女性に押しつけているために、同じ標準階層においても、男女間で実質的な不公平が生じることが多い。家事・育児・介護が、賃金不払不可欠労働（アンペイドワーク）であるならば、むしろ、標準階層というよりは、後述する従事階層に近い位置づけになる。

第二は自由階層である。在宅勤務や自粛生活とはならず、外出勤務して三密会合を繰り返し、マスクをファッションとし、自らは飛沫をまき散らし、他人には外出自粛を呼び掛ける。国・自治体の為政者上層部や報道機関・一部専門家・一部芸能関係者である。理屈上は三密勤務なので感染リスクもあるが、多くの場合には感染しない。自由階層は栄養状態・衛生状態もよいので、免疫上の抵抗力がある。あるいは、感染予防に徹すべき役割は、自由階層と一緒に働く従事階層の側に割り当てられる。

第三は不安定階層である。営業自粛・外出自粛によって、経済社会が縮退し、仕事・雇用・稼得が失われる。いわば、投網型鎮静の副作用として、経済社会から「排除」される。もともと、非正規雇用・フリーター・個人事業主などは、経済市場のなかで周縁化されていた存在であるが、そのような脆弱な階層に投網型鎮静の負担が集中する。

第四は従事階層である。その典型は、投網型鎮静によっても、最低限の社会生活を支える業務は必要であり、それに従事する不可欠従事者（エッセンシャル・ワーカー）である。従事階層は、仕事・雇用・稼得は維持されるが、対面接触の業務が続くので、市中感染リスクを負う。比喩的に言えば、健康からの「排除」である。例えば、介護施設・児童施設、役所・役場の相談窓口、運輸輸送業、必需品小売業などに従事する人々である。

また、自由階層という行動変容しない人々を支援する人も、従事階層ではある。但し、これらは不可欠従事者ではない。なお、これらの従事階層のなかでは、正規雇用と非正規雇用などとに、さらに分断されている。

しばしば、不可欠従事者は、不安定階層と同じく、自由・標準階層よりも経済市場で周縁化されている。従事階層がなければ社会経済生活は成り立たないが、それにもかかわらず、劣等処遇されていることが多い。そこで、不可欠従事者を被疑者と見なして、「排除」する傾向が生じることがある。排除すると社会生活が成り立たないので、劣等処遇的な差別を行う。例えば、営業を続ける小売店・飲食店に「自粛警察」が営業妨害を行う、宅配物の直接受取を拒否する。行政はこうした民間の動きを効果的に防止できていない。

第五は医療階層である。医療従事者も広義では不可欠従事者(エッセンシャル・ワーカー)であり、それゆえに、被疑者とされて差別の対象ともなってきた。もっとも、医療従事者を排除すれば、医療崩壊によって排除する側も困る。実際、医療現場では、医療従事者の退職がしばしば起きているという。また、医師・看護師など専門職の権力は小さくないため、医療階層は一般の従事階層よりは発言力が大きい。そのため、自由階層の為政者や報道機関も、医療従事者などへの感謝を表明するキャンペーンを繰り返してきた[50]。従事階層への差別への対処に比べて、医療階層への差別への対抗は、比較的積極的になされる。

投網型鎮静により、極少数の自由階層が特権的に、多数を占める他の諸階層より、有利な処遇を受ける。しかし、排除は、排除する側を多数とするものであり、自由階層だけが他の諸階層を排除するというかたちでは現れない。むしろ、諸階層もそれぞれ排除側に回るように、相互排除を行うとき登場する。そのときには、既存の経済社会構造のなかでの権力関係や地位を反映し、結果として、不安定階層と従事階層とが排除される標的となりやすい[51]。

（2） 排除と鎮静の折衷

①分野限定的鎮静

　接触自粛・抑制を全面的に求める投網型鎮静は、経済社会に与える打撃も大きく、また、経済社会の給付能力の限界に直面する。したがって、投網型ではなく、対象を限定した鎮静が進められる。特定の人間を全面的に排除するのではなく、また、全ての人間の行動を全面的に鎮静するのではなく、特定の人間の特定の行動分野に限定して抑制する折衷型である【図9】。

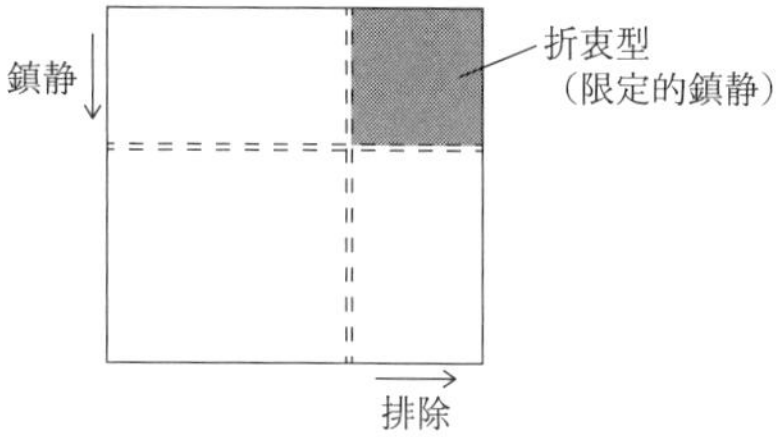

図9　折衷型

　分野限定的鎮静として、特に、三密になりやすい施設の運営自粛が進められる。

　第一は、二〇二〇年二月二七日に安倍首相が表明した全国一律休校要請である。全国一律休校は保有者・被疑者の有無とは関係ないという点では、投網的である。しかし、学齢層を標的にした点では、限定的である。もっとも、学齢層に絞った理由は脆弱であった。ＣＯＶＩＤ－19の罹患は高齢者層が中心であり、学齢層はリスクが低いからである。これに対しては、専門家は後追いで、若者は不顕性保有者として市中を移動して感染を拡大するので、若者感染を抑止するという理屈を作った。[52] とはいえ、若者として一括するのは無理があり、二〇代三〇代の若者層の行動範囲の方が、一〇代学齢層より遥かに広い。また、三密施設には、介護施設・児童福祉施設などもある。「子どもの面倒は（母）親が家で監ることができるはず」という誤った予断、または、そもそも何も考えが及ばないこと、に基づく首相要請であった。そのため、結局、親に休業補償を出すか、学校より遥かに三密な学童施設の継続を認めざるを得ない。

第二は、特定業種・業態への営業自粛要請である。三密になりやすい業種業態、不要不急と思われる業種業態に、より強度の自粛が要請される。個別業種業態ごとに規制を設計するのは、統制経済の難しさと同じである。例えば、満員電車は三密であるが、必要緊急の移動の需要があり得るので、鉄道運行の営業自粛はあり得ず、投網的にテレワークの推進によって通勤客自体を減らすしかない。しかし、特定業種・業態に絞ることができれば、折衷型が可能となる。

例えば、第一次緊急事態宣言では、深夜にわたる身体接触を伴う飲酒接客業・風俗業[53]やパチンコ業[54]は、営業自粛が強く求められた。また、飲食店の全面的な営業自粛が要請された。しかし、「五つの場面[55]」という方針が登場したのちの第二次緊急事態宣言では、飲食店への夜間の営業時間短縮の要請に限定された。

こうした対象限定が、排除型の弊害を多く持つか否かは、社会経済の様々な要因に左右される。学校は社会的「悪所」とは考えられていないので、学校からの児童生徒の排除は、学校を「悪所」として排除したのではなく、むしろ、児童生徒から学習や居場所さらには給食を剝奪すると理解された。[56] 他方、風俗産業、パチンコ店、「夜の街」などは、社会的「悪所」でもあり得ると考えられるので、自粛は「衛生」かつ「健全」とされ、「悪所」への排除のバイアスに便乗・再生産した側面がある。

②地域限定的鎮静

全国一律ではなく地域限定的な鎮静に留めることもある。当該地域のなかでは投網型鎮静ではあるが、地域限定ならば、全国的な投網型鎮静ではなく、全国の社会経済に与える影響は限定される。また、感染状況には地域差があり得るので、不必要な鎮静も避けられる。その典型は、感染流行地域でなされる、一般的な接触制限を行う、地域的外出自粛である。例えば、二〇二〇年二月二八日に北海道庁で（法定外）「緊急事態宣言」が出され、週末の外出自粛が呼び掛けられた。[57] 時間限定的鎮静でもある。理屈上は週末に限る意味はないのであるが、仕事の必要性と週末イベントの不要性の衡量ともいえる。

また、例えば、厚生労働省コロナ対策本部クラスター対策班の専門家・西浦博北海道大学教授（当時）が作成した「大阪府・兵庫県における緊急対策の提案（案）」（二〇二〇年三月一六日付）と題した文書（以下、「西浦文書」）を、非公表資料として厚生労働省が大阪府庁などに示した。[58] 西浦文書によれば、「段階1」として、無症状者の自宅療養、手指衛生の徹底など市民の感染対策の強化の呼び掛け、休校・イベント自粛、三密施設・集会の自粛などに並んで、「大阪府・兵庫県内外の不要不急の往来の自粛」が示されていた。

また、東京都庁は二〇二〇年三月二五日に不要不急の週末外出自粛要請を出した。[59] 三月二四日にIOCが東京五輪の一年延期を決定した、その翌日の東京都庁の方針である。

第一次緊急事態宣言に至る時系列では、まず、地域限定的鎮静が自治体によって執られ、しかし、それでは限界があるので、国による緊急事態宣言が求められた。それでも、特措法の想定では、地域を限定している意味では、地域限定的鎮静であった。地域限定的鎮静は、地域・都市それ自体の外界からの遮断・隔離を意味するときには、「都市封鎖」という排除でもある。しかし、日本では感染が特定都市内に限定されていたわけではないので、都市封鎖は無意味であり、また、不可能である。[60] 地域限定的鎮静は、非鎮静地域に対して鎮静地域からの人間の流出を生み出し得るので、「都市封鎖」（＝都市内部から都市外部にも出さない）とは逆のベクトルが作用する。これを避けるにも、鎮静の程度が強いときには、全国一律の投網型鎮静を自治体が求める契機はある。実際にも、第一次緊急事態宣言は全国拡大された。しかし、前述の通り、投網型鎮静にも弊害があり、また、「特権化」への力学が自治体から作用するので、地域限定的鎮静に逆戻りする作用もある。そのため、第二次緊急事態宣言では、鎮静の程度も第一次のときほどは強くもなく、地域限定的鎮静に留められた。

†排除の変容

(1) 集団免疫戦略

排除・鎮静はそれぞれに限界があり、折衷型でも限界から逃れることは容易ではない。そこで、感染症流行・終熄の「自然の摂理」に委ねた集団免疫戦略が登場してくる。集団免疫戦略は、ワクチンなどによる為政的な免疫獲得でなければ、流行の推移と自然淘汰に委ねた自由放任ということもできる。感染症蔓延を放置しても、感染症の拡大はいずれは収まる。しかも、ウイルス感染症に罹患して治癒した人は、一定期間は中和抗体による免疫を持つこともあるので、そのような人が多数存在すれば、感染症は拡大しなくなる。

もっとも、無為無策といわれかねない集団免疫戦略は、政治的にリスクが高い。しばしば、集団免疫戦略を採用したといわれるスウェーデンでも、それを公然と認めたわけではない。なぜならば、感染症対策は、為政者の役割であるという期待が一般的だからである。

それゆえに、感染者の入院収容という排除=矯正(治療)型を、止めることはできない。しかし、実態として、排除も鎮静も、限界にぶつかる。そこで、何らかの対処を為政者は追加する。投網型鎮静が困難である以上、何らかの排除の要素を伴う鎮静も続く。それ以外は、ワクチンまたは特効薬の開発・接種・投与に執心する。

(2) 地域間排除

国内での排除は、地域社会のなかで排除の対象者を自治体が選別するものであった。これに対して、地域限定的鎮静は、地域内住民全員に同じ措置を求めるから、特段の対象者を特に限定するわけではないので、地域内では排除の要素は作用しにくいはずである。しかし、前述のように、実際には、自由階層は外出自粛をせず、従事階層・医療階層は外出(勤務)自粛を許されない、というように実質的な不公平性がある。また、標準階層・不安定階層という多数派は、「自宅軟禁」される。地域限定的鎮静が排除作用を持ったためには、多数派が少数派を排除するようなかたちでなければならないが、地域内ではそのような排除対象者を選別することは容易ではない。

そこで、地域限定的鎮静から、域内住民が排除する多数派に回るために、域外住民の排除という形態に変化していく。これは、国レベルでの国外排除と相似であり、自治体・地域レベルでの域外排除である。その典型例は、二〇二〇年三月一九日に大阪府知事・大阪市長が発した「大阪・兵庫間の往来自粛」である。[61] これは前記西浦博文書に基づく措置とされているが、同文書の提案する様々な地域的外出自粛のなかから、あえて、「大阪府・兵庫県内外の不要不急の往来の自粛」[62]にだけ赤線を引いて、府県境間往来問題を大きく浮上させた。兵庫県民を大阪府から排除する。[63] 県境によって地域間を排除する明確な指針である。

ちなみに、初期の北海道庁の法定外緊急事態宣言では、北海道知事は記者会見で、観光客やインバウンドの人に自粛を求めるのかという質問に対して、「皆さんが我々の思いを受け止めて、こういう緊急の状況であるということを理解したなかで、行動していただきたいと思う」と述べ、道境を跨ぐ往来自粛への明言は避けていた。[64]

ともあれ、感染症対策の政策枠組として、排除の傾向性を持つ国・自治体では、県境を跨ぐ往来自粛・抑制という排除が標準化していった。

第一に、感染流行地域の人間は、非流行地域から見れば忌避されるべき、広い意味での濃厚接触者・被疑者となる。非流行地域は流行地域の人間を排除する。例えば、県境付近で「県境検温」と称する検問をする。[65] 出身学生にコメを送るなどして地元への帰省を忌避する。[66] 県外から来ることを抑止するために、緊急メール通知する。[67] 観光地では駐車場を閉鎖して、遠方からの自動車訪問を事実上困難にする。観光県・観光地でも来訪自粛を呼び掛ける。観光地・繁華街で自治体職員や警察官が巡回し、[68]呼び掛けや「質問」などを行って、いたたまれないようにする。

外出自粛への同調圧力は、住民の排外意識を覚醒させ、「自粛警察」や「県外ナンバー狩り」という行動を促す。必要な自粛を実現するという「正義感」や、自分だけが自粛して他者は自粛しないのはおかしいという「不公平感」をもとに、排除が正当化される。こうした排除行動を誘発した自治体は、住民による排除を制止するのではなく、むしろ後押しする。例えば、「県外ナンバー狩り」に対しては、「在住証明書」を配付する。[69]県外民排除の論理から、県内民が「濡れ衣」で「ナンバー狩り」されるのはよくないが、県外民への「ナンバー狩り」を放置する、という自治体の意思である。

第二に、流行地域から非流行地域への移動を、流行地域の自治体・住民としても抑圧しようとする。流行地域としては、非流行地域に行くことを、自粛する必要はないかもしれない。しかし、こうした往来移動は、非流行地域の自治体・住民から、流行地域全体が非難を受けるおそれにつながる。それゆえに、流行地域の自治体・住民が、流行地域から非流行地域に行くような住民を排除する。「あなたがたの無神経な行動のせいで、我々まで悪く言われる」という具合に、地域間排除が被排除地域側にも内面化されて、被排除地域側のなかでも域内的排除が派生する。

第三に、流行地域への非流行地域からの移動は、理屈上は忌避すべきことではないかもしれない。もっとも出た人は通常は戻る（入る）のである。非流行地域に入る（来る）ことを防ぐには、流行地域に出して（往かしては）はいけない。また、流行地域としても、接触頻度を一般的に下げる地域限定的鎮静をしているので、域内の人間移動は減らした方がよい。したがって、非流行地域からの流入も自粛を求めることになる。

こうして、自治体、特に、都道府県は、域内での接触自粛に過ぎない地域限定的鎮静を、排除型に変形して、県境往来自粛を求めるようになる。特に、県外者・域外者の県内からの排除を進める。自治体の下からの相互排除の動きに、国は同調する。(70)

それゆえ、奇妙な事態も起きる。特定地域に限定する想定の第一次緊急事態宣言は、宣言発出地域を排除する論理を内包していた。しかし、あまりに全国都道府県が排除合戦を強めるがゆえに、基本的には全国に拡大せざるを得なかった。ただし、宣言が全国対象であっても、全国土を一律に扱うのではなく、都道府県境間での境界を引いて、相互に排除し合う県間往来自粛が盛り込まれた、全国的相互排除型鎮静となってしまった。

ともあれ、排除の指向性は、全国一律の投網型鎮静のなかにも、「県境を跨ぐ往来自粛」という地域間相互排除を埋め込んでいった。もちろん、実際には、県境を跨ごうと跨ぐまいと、接触頻度自体が問題なのであるが、内外無差別では域内で抑圧された為政者や多数派住民は不満が溜まる。その捌け口を、域外排除に向けるのである。

(3) 排除の拡張

①検査・入院の拡大

市中感染が拡大し、不顕性感染者も多いことを鑑みると、無症状者を含めた全数検査が、排除型の論理的な帰結である。また、感染が確認されれば、入院などの施設に収容することが基本である。排除の拡大は、検査・収容能力の拡大を必要とする。医療崩壊を防ぐには、医療施設・従事者を拡充するしかない。

それと同時に、検査は非保有者であること、つまり排除されない者であることの証明にもなる。鎮静の場合には、鎮静対象者が保有者・非保有者であるかを問わないから、非保有者にも行動変容を課すという、「過剰」な行動抑制となる。それゆえ、非保有者の活動・往来を開放するためには、PCR検査による陰性証明が必要になる。裏から言えば、検査での陽性者のみが排除されるのではなく、検査での陽性者および未検査者が排除されることになる。特定時点におけるPCR検査などによる陰性結果が、特定時点において人々が経済活動を再開する際の「免許」である。陰性結果証明をもって、勤務・通学・消費・参加・立入などを可能とする。

しかし、検査能力の限界から現実には常時継続的な全数検査は不可能である。陰性証明とするには、潜伏期間を考慮しても、ほぼ毎週の検査が必要になってしまうからである。それゆえ、陰性証明を社会一般に広く求めることはできなかった。結局、優先的に検査を要求する標的を、限定する必要がある。重点的に行われていたのは、感染拡大地域からの帰国者や濃厚接触者である。それでも漏れはある。クラスターなど、芋づる的に感染者から追跡調査をする。それ以外に考えられるのは、ハイリスク者である。利用者に感染させ得る三密施設従業者、医療・介護・教育従事者、窓口職員、運送従事者、対面接客員などである。あるいは、三密施設を利用する客などである。こうして、選別的に検査の標的となり、さらに、陽性となれば、当該個人は社会経済生活から排除される。[71] しかし、感染者数が爆発的に増えれば、積極的疫学調査やハイリスク者への検査さえ、限定せざるを得ないことにもなる。

②追跡・接触通知アプリ

為政者は、感染経路を明らかにして、感染源を特定して排除を目指す。情報技術を駆使して、個人情報を追跡する。[72] 新たな排除様式は、感染判明前から、行動追跡を可能とする装置を付着し、結果的に感染が判明した場合に、当該感染者の行動を追跡し、濃厚接触者の捕捉を可能とする。

例えば、海外での「追跡アプリ」は、アプリユーザーの移動経路をGPSの位置情報などを使って文字通り追跡する。情報は、接触者の把握だけでなく、感染者の隔離や外出管理などにも利用する。厚生労働省が提供した（結果的には不具合のため個人情報をそれなりに〝保護〟した）日本版接触通知アプリ・COCOAは、行動の線的追跡ではなく、ユーザー同士の点と点の接触を確認して通知する。

また、例えば、大阪府庁は二〇二〇年五月二九日から「コロナ追跡システム」の運用を開始した。[73] イベントや施設・飲食店などで感染者が出た場合に、事前に登録した利用者に感染の発生を通知する。大阪府庁は施設来場者のメールアドレス名簿を入手管理する。

為政者や専門家は、排除のために個人の行動履歴を入手する誘因を持つ。人々が登録するメリットは自らの感染可能性を知ることである。しかし、検査・陽性判明しても特効薬はない。敢えてメリットをいえば、知らないで感染して市中外出して、加害者として事後的に糾弾されることを避けることである。つまり、人々に感染のリスクを知り得るようにすることで、感染を知ろうとしなかったこと自体を非難できるようになる。大阪府の施設・イベント参加者は、「コロナ追跡システム」により、一般的・潜在的に感染拡散の疑いのある者＝被疑者として非難され得る。非難回避には「コロナ追跡システム」に登録せざるを得ない。そして感染した場合には「犯人」として特定される。人々の不安感を用いた為政者によって設計された、排除の仕掛けである。しかし、民衆は必ずしも為政者の思惑には乗らず、二〇二〇年一二月段階でも、通知は一件もなく、利用は低調であった[74]。

③抗体検査・抗体証明・予防接種

集団免疫戦略の場合には排除対象が、ネガとポジのように反転する。陰性証明・接触アプリは保有者を排除する。しかし、集団免疫戦略では未保有者が排除される。感染して発症せず、または、回復して、中和抗体を持つことが、社会活動の「免許」となる。そのために抗体検査をして、抗体証明を提供する。かつて排除されるべき保有者が、この段階では選ばれし人間になる。その意味では、PCR検査・抗原検査・陰性証明と、抗体検査・抗体証明・集団免疫戦略とは、相性がよくない。とはいえ、感染経験があっても、抗体の効果が長続きするとは限らない。そのため、感染の流行に委ねた集団免疫戦略を、意識的に選択することも容易ではない。

また、ワクチンが開発されたのちには、予防接種の経験をもって、「免許」保有者と見なされることもあろう（接種パスポート・接種証明）。そのため、多くの人は、予防接種の効果に期待して、予防接種を受けることを争う。実際、多くの国は、「ワクチン・ナショナリズム」として、ワクチンの争奪競争を行った。日本もワクチン調達に尽力した。結果的には、「先進」諸国のなかでは出遅れたので、予防接種の開始は遅くなった後進国となったが、ワクチンを忌避して政策的に遅延させたわけではない[75]。

ワクチンを多くの人々が望む場合、どのような優先順位で公平に配分するかが、重要な問題となる。ただ、日本の場合には、マスクやトイレットペーパーやアルコール消毒液とは違って、ワクチンを先駆けて接種を求める狂奔は、生じていない。より正確に言えば、優先順位をつけて予防接種券を配布しているが、この優先順位に対して多くの不満が生じているわけではない。実際のところ、接種希望者と非希望者とに、適当に分散しているからである。また、予防接種券の配布を受けた高齢者のなかの接種希望者の間では、予約をとるための競争が、電話または電子サイト上で発生し、予約開始直後に受付締切となっている。しかし、街頭での狂奔や行列を避けることには成功した。

そして、ワクチン接種は義務ではなく任意とされている。むしろ厄介なのは、医療従事者・介護従事者など、予防接種の優先割当が政策決定されたときに、しかし、本人が必ずしも接種を望まないときにも、社会経済生活の観点から「免許」取得が求められる以上、予防接種禍の不安やリスクがあっても、個人は予防接種を事実上拒否しにくいことである[76]。

いずれにせよ、保有者排除のための検査・陰性証明は、それほど進まないまま、かといって、抗体保有者を増やすためのワクチン接種も早期には進まず、結局は、感染流行の「自然の摂理」に委ねたまま、「三密」「五つの場面」に注意しながら、限定的鎮静で感染の波をやり過ごしつつの、事実上のゆっくりした集団免疫戦略となっている。ワクチン接種が行き渡れば、そして、新たな変異種にもワクチン接種の効果が期待できれば、政策的な集団免疫戦略になるが、二〇二一年の前半には完遂しそうもない。表面的には依然として、限定的鎮静をゆるくかけながらの排除＝矯正（治療）型が基本である。抗体検査は実行されたが、あくまで、市中感染の現状を把握するための統計標本調査であり、個々人の選抜・排除のためではない。[77]

†排除・鎮静・流行の振り子

政府専門家会議によれば、第一波の患者発生のピークが二〇二〇年四月一〇日頃であり、逆算して推定感染日のピークは四月一日頃である。[78] 四月七日の第一次緊急事態宣言の発出時には、すでに感染は小康に向かっていた。第一次緊急事態宣言前の段階の鎮静による対人接触・外出自粛が効果を持ったのであろう。最大の事件は三月二九日の志村けんの訃報である。[79] 為政者の対策より、為政者から独立した著名人の先例が、人々の行動変容を促した。小池百合子・東京都知事は三月三〇日に志村けんへの「お悔やみ」として「最後の功績も大変大きい[80]」と述べた（いわゆる「最後の功績」発言）。しかし、著名人の影響力にあやかって、動画をユーチューブに投稿したり、有名ユーチューバーなどを広報に為政者が動員しても、効果はないようである。

排除は限界に直面し続けている。投網型鎮静は、為政者からの自粛要請ではなく、文字通りの民衆の自粛によって進められた。しかし、投網型鎮静の社会経済への副作用は甚大だった。また、民衆は「自粛疲れ」した。その意味では、強度の排除も鎮静も執らないいま、日本は感染流行の第二波・第三波・第四波の「波乗り」に身を任せている。それを、事実上の集団免疫戦略と呼ぶことはできるかもしれないが、その割には感染が拡大しなかったので、自然流行による集団免疫にもほど遠い[81]。そもそも、アメリカ・ブラジルのような大流行国でも、人口比的には保有者は集団免疫レベルには達しない[82]。集団免疫の前に、経済疲弊や医療崩壊が起きかねない。

排除と鎮静と流行との複雑な振り子のなかで、コロナ対策は右往左往していく。とはいえ、感染症対策として、為政者は何かをせざるを得ず、その結果としては、様々な排除作用を強化する。排除は感染症対策に効果があるとは限らず、また、様々な差別などの副作用を引き起こすが、多くの為政者は閉塞に直面しているのである。

4　非難応酬

†対策の決め手のなさ

　COVID―19対策は、明解な決め手がないままに、多くの国は苦闘しており、日本も例外ではない。日本は、ヨーロッパ・南北アメリカ・西南アジア・アフリカなどの感染拡大国と比較すれば、感染症蔓延は防げたという見方は可能である。しかし、感染封じ込めに「成功」したアジア・大洋洲諸国・諸地域と比較すれば、「成功」しているとは評価されない。また、二〇二〇年の第一波・第二波のあとに、二〇二〇年末から、より大きな感染者・重症者をもたらした第三波を防げず、また、医療逼迫状態を引き起こした。他方で、自粛経済に伴い経済不況は深刻であり、飲食業・旅行業のような業種、脆弱な非正規労働者・個人事業主、母子世帯、生活困窮者など、多くの人の生活が苦境に陥った。つまり、感染拡大も抑えられず、経済は打撃を受けるという「虻蜂(あぶはち)取らず」に近い。

　このなかで、国・自治体の為政者にとって、検査拡大、病床拡大、入院調整という地道な作業を超えては、有効な打開策はない状態である。そこで、行政の能力限界を専門技術で超克する期待が生じる。新規治療法・特効薬や予防接種などである。しかし、日本は特効薬もワクチンもその開発に遅れ、ワクチンの海外からの調達にも苦労し、さらに、国内での接種態勢の構築にも苦闘している。行政能力の限界を超える科学技術も、結局、実用化・実装化する段階で、行政能力の限界にぶつかっている。ここでも、調達・配送・接種者確保・整理券配布・予約調整・副反応対応など、地道な態勢整備の作業を超えて、華々しい有為対策はない。

しかし、為政者が無為無策を続けることは、政治的には困難である。リーダーシップを発揮していないなどと非難されるからである。それゆえに、為政者は無謀な為政に手を染め、その苛政がさらなる犠牲を生む危険もある。本書は、国をも視野に含むが、特に自治体に焦点を当てているから、この難しい情勢のなかで、首長・議員などの政治家や行政職員を含めて、自治体為政者の適切な有為無為を問うことになる。

†非難応酬の構造

(1) 弁明の方策

適切な対策を開発・提案または決定・実行することが、国や自治体の役割である。しかし、有効な対策がないことはある。あるいは、実行した対策は、全くの無為無策よりは何らかの効果が生じているとしても、期待される水準には達しないこともある。また、対策によって別の問題が生じることもある。

このときの弁明として、第一に、民衆の期待水準を下げることがある。COVID－19対策であれば、感染爆発国との比較によって、「成功」を宣伝し、少なくとも「失敗」していないことを、説明する。日本を「有利」に見せる様々な国際比較データは存在する。評価の比較対象をどのように選定するかも、為政の判断である。

第二に、評価の尺度を変えることもある。例えば、ワクチン接種が、速く多く進むことが、通常はよい方向での評価尺度である。しかし、治験が為されたとはいえ、ワクチンの有効性や副反応は、結局は、実際に接種してみなければ判らない。したがって、日本において、速く多く接種をすることがよいと言えないという、慎重あるいはリスク回避的な評価軸もあり得る。その場合、適度な速さと多さで接種ができれば充分である。もっと言えば、感染拡大国でワクチン接種が進み、感染が終熄すれば、世界全体での感染も終熄に向かうかもしれない。それならば、ワクチンを接種するまでもないかもしれない。拙速を避け、他者の経験を観察して学習することは、中進国になることで可能になる。

第三に、政策の効果・成果の判定を変えればよい。例えば、統計データを「工夫」して、患者数・死者数などを過少算出することもできる。患者数は検査・診断を抑制すれば、抑えられる。人工呼吸器を付けている人や、集中治療室に入院している人を、重症者として定義すれば、人工呼吸器や集中治療室の数以上には重症者数は増えない。但し、この方策は、人工呼吸器を付けたいが付けられない、集中治療室に入りたいが入れない、というときには使えない。むしろ、医療崩壊と失敗の証拠になりかねないからである。

(2) 権力集中による災害行政対応の限界

為政に絶対評価手法はない。民主主義体制においては、民衆が納得することが重要であり、そのためには、為政者は民衆を納得させればよい。絶対的に達成しなければならない目標はない。どのように目標を設定し、どのように評価するかは、為政者と民衆との相互作用に依存する。

権力集中による災害行政組織・対応は、多数の組織・団体が分散していることを批判するなかで、縦割や調整不足や対立への否定として登場したものである。権力集中をした政権が、リーダーシップを発揮しているように民衆から受け止められれば、具体的な成果があろうとなかろうと、民衆の納得と為政者の威信は得られる。逆に、リーダーシップを発揮していないと受け止められなければ、いくら具体的な成果を上げても、納得は得られないのである。

権力分散による災害行政を批判することで、相対的に、自らの評価を高めようとするのが、権力集中による災害行政組織である。それゆえに、災害行政対応では、権力を揮うことそれ自体が重要である。人間に対しては権力を揮えば、人間は服従し、忖度するようになる。しかし、ウイルスは人間ではないので、政権が権力を揮っても、服従も忖度もしない。人間に対しては強権を揮るってリーダーシップがあるかに見えた政権は、まさに、そうした「成功」の経験のゆえに、感染症という災害行政対応において、全く無力に見えてしまうこともある。

もちろん、災害行政対応を評価し、期待水準を持つのも民衆という人間であるから、ウイルスに対しては無力でも、人間に対しては強権を揮るうことができれば、一定の「評価」を得ることは不可能ではない。感染症対策の実効性そのものよりも、「コロナに打ち克った証」を示して、感染症対策が「成功」していると世論に思ってもらう方が、為政者にとっては重要なのである。

(3) 他者非難

権力集中による災害行政が困難にぶつかったときに始まるのが、多数の当事者による非難応酬である。為政者・被治者にかかわりなく、自己を免責し、他者に帰責する事態が、非難応酬である。他者非難を相互に行うことである。他者に帰責することは「攻撃は最大の防御」であり、他者に帰責できなければ、自己に帰責されるリスクに晒される。

こうした「能力」は、学校教育を始め、地域社会や、政治・経済・行政・言論・学問などの各界でも培われてきている。あえて言えば、そうした自己免責（免疫ではない）力の強い人間が、選抜または淘汰のなかで生き残り、「リーダー」として立身出世して、権勢を維持更新してしまう構造がある。COVID-19のような厄災禍は、平素では水面下にある程度は見えぬ化されている醜悪な下部構造を炙り出してしまう。

もちろん、災害行政において、多数当事者が相互に非難応酬をすれば、災害行政対応がうまくいくとは考えにくい。限られた行政能力を活用するには、無駄がないように連携・協力することが必要である。それゆえに「リーダーシップ」や「ワンボイス」が提唱される。また、民間団体や民衆においても、相互協力した方が良いと思われる。そこで、「絆」や「コミュニティ」「助け合い」が唱道され、「災害ユートピア」が生じたりする。とはいえ、多数当事者が相互に非難応酬をしているところで、「リーダーシップ」や「ワンボイス」を提唱することは、すなわち、他者を非難することそのものである。要するに、「リーダーに従え」または「リーダーとして振る舞え」という他者に対する非難であり、「ワンボイス以外を発するな」「ワンボイスに斉唱せよ」という他者非難である。結局、非難応酬を非難するという、第二ラウンドの他者非難になる。

(4) 非難応酬の意義

もちろん、他者非難が絶対的に悪である訳でもない。身内の問題を隠蔽し、責任をうやむやにするのは、「ムラ社会」の悪弊である。他者非難には「ムラ社会」を打破する契機もある。また、議会制や民主制のもとでは、為政者は議会や被治者からの問責に対して答責することが組み込まれており、ある程度の非難応酬は為政の健全性を保つために不可欠な生理現象である。為政者が問責に反論する答責過程は必須である。とはいえ、被治者を非難して責任転嫁するのは病理現象である。しかし、実際には、しばしば、為政者は被治者のなかの少数者や「異分子」を非難して帰責し、多数者や「お友達」を身内として免責することもある。

じつは、権力集中による災害行政組織も、他者非難を織り込んでいる。災害行政対応に当たる為政者が、為政者の方針やリーダーシップに従わない関係者を非難し、あるいは、被災者・被害者を非難することで、自らの対策の正当性を弁明することでも、成立するからである。排除型の感染症対策は、患者などの保有者を非難することで、充分に成立する。為政者は自らの災害行政対応の成果を弁明するのではなく、他者非難によって、結果的に自らを相対的に弁明するわけである。しかし、非難応酬によって、多数の為政者間でも、双方向の他者非難が生じていることもある。それは、必ずしも悪いことではない。

†自治体組織内部への非難

(1) 自治体内部の上下関係構造

他者非難で非難・帰責させる対象は、論理的には、何でもあり得る。住民が自治体の統治者であり、住民から信託を受けた代表である首長・議員が、自治体行政職員を公僕として指揮監督して、政策を行うという、民主的正統性に基づく上下関係構造を前提にするならば、行政職員が、特に末端の職員が、非難されやすい構造にある。なかでも、首長は、公選職の代表という正統性に加えて、自治体行政組織という上下関係において、行政職員を指揮監督できるから、行政職員を非難することも容易である。

自治体という権力を背景に仕事をする行政職員は、末端の職員であろうと、個々の民衆よりは立場が強いことが普通である。実際に役所窓口に手続にいけば、住民は職員からサービスを受ける顧客の立場である。COVID-19対策で保健所に相談・検査あるいは入院調整を求めても、差配をするのは保健所側であり、住民はそれを受ける側である。その意味では、行政職員の実際の権力は決して小さくない。しかし、民主的正統性の観点では、住民が主人であり、行政職員は公僕なのである。

（2）不満の捌け口

自治体職員が非難の対象になるのにも、いろいろな契機がある。

第一は、無為無策・無能無知無力などと、やり場のない不満をぶつけられることである。COVID－19蔓延が防げていない以上、対策が期待水準に達していない、という不満を持つことは容易である。民衆やマスコミ・ネット関係者、事業者、医療従事者などに接する第一線職員は、こうした不満と非難を受けやすい。

例えば、発熱などの症状があっても簡単にPCR検査が受けられない、陽性となっても入院調整が着かずに自宅療養を求められる、窓口に手続に行っても時間が長く係るうえに説明が要領を得ない、などがあると、人々の不満は面前で、ついで、電話などの苦情として、さらにはネットやメディアへの情報提供によって、自治体職員にぶつけられる。

（3）感染源としての自治体職員

第二は、感染症抑制に寄与しない自治体職員として、他者非難の標的になる。実際、テレワークは推奨されているが、自治体職員の仕事は対面窓口・対人接触が不可避なことも多い。こうした対人接触に当たる自治体職員は従事階層である。さらには、行政手続にデジタル化が進まず、特に、民衆のデジタル格差対策が進んでいないことから、往来や対面接触が不可避になっている。

もっといえば、首長は、幹部職員たちとテレワークで政策調整をするのではなく、自由に向かい、会議に出席する。多数の随行者を連れて、国（東京）に往来出張して面談陳情階層として、多人数対面会議を開催している。また、レースなどの通気性のよいマスク姿またはマスクを外して、対面で記者会見をする。民衆には自粛と自宅待機と行動変容を求めつつ、自らは行動変容しないことに、民衆の鬱憤が蓄積する。

そのようななかで、職員に感染者が発生すると、危険が顕在化したとして、忌避の対象となる。特に、住民に接する機会の多い職員に感染者が発生すると、加害者非難の対象となる。自治体全体の機能を守るために、当該職員・職場・庁舎・施設を遮断して、帰責・非難をする。さらに、透明性・信頼性・不安解消や感染拡大防止に必要であるなどの理由で、当該事案を詳細に公表する。それをしなければ、隠蔽体質という批判が自治体全体に及びかねないからである。

(4) 安泰者としての自治体職員

第三は、安泰な公務員身分への潜在的な不満の暴発である。社会保障・雇用崩壊のなかで、現代日本は働かなければ生活できない「就労第一社会」であるが、その仕事は「雇用身分社会」として非正規・不安定なものが増えてきた。[83] その構造のうえに、COVID-19対策の副作用としての経済収縮によって、たちまち生活困窮に陥る民衆が増えた（第3章第4節）。投網型鎮静は、特に、不安定階層に厳しい負担を強いる。

もちろん、特別定額給付金・雇用調整助成金・持続化給付金などの対策は打たれた。しかし、一般的な社会保障のセーフティネットが存在しないなかで、短期的な弥縫策にすぎない。そのなかで、給料・ボーナス・雇用が保障される自治体職員は、標準階層であるがゆえに、生活困窮に喘ぐ民衆からの怨嗟が向かう。

もっとも、自治体のなかでも官製ワーキングプア（派遣・委託業者アルバイト・会計年度任用職員など）が増えている。[84] 自治体で働く人の全てが標準階層ではない。むしろ、仕事がなくなれば不安定階層、仕事があれば従事階層の人も多い。役場内部でも負担の皺寄せと怨嗟を抱えている。それゆえ従事階層からも、正規職員である自治体職員は恨みを買う。

(5) 職員叩きによる自滅

首長は、組織管理の責任者として、業務が滞る構造を改善する必要はある。そのためには、職員のやる気を引き出し、職員に心地よく働いてもらうようにしなければならない。民衆に対しては職員の仕事ぶりを答責する立場であって、民衆と一緒になって職員を非難すると、職員もろとも首長も自滅する。とはいえ、住民目線に立てば立つほど、民衆などの苛々は理解できるから、首長としては難しい立場に立たされる。しかし、民衆の不満をそのまま行政職員に転嫁しても、必ずしも感染症対策の実効性は上がらない。

さらに、ポピュリストとして、公務員叩きをする政治家首長は、自ら率先してバッシングを先導する。もちろん、このようになれば、補佐機構である職員を攻撃して、首長本人にもマイナスに作用することは避けられない。ただし、それでも従順な自治体職員は、怒りも興奮もなく職務遂行をするが、士気の低下は否めない。あるいは、行政職員は疲弊して、感染症対策も進まない。

民主的正統性の上下関係構造から、行政職員は政治家や民衆を表立って非難することは困難なので、行政職員による反作用としての他者非難を誘発して、双方向の非難応酬になることは少ない。しかし、陰に籠もった他者非難は、行政職員から政治家や民衆にも向けられる。首長に対しては、面従腹背(めんじゅうふくはい)や不満情報漏出や懈怠(けたい)や過誤となって現れる。

民衆に対しては、排除型の感染症対策の装いをもって、感染者など保有者や、特定の事業者などに向けて、他者非難がなされる。あるいは、民衆のなかでの民衆に向けられた排除や他者非難への対策が停滞することになって、現れる。つまり、自治体の主人であるはずの民衆といえども、他者非難を受けることを免れることはできない。こうして、自治体関係当事者が相互に攻撃する非難応酬の悪循環に陥る危険がある。

†自治体組織外部への非難

(1) 民衆非難への誘因

非難応酬に放り込まれた首長が、職員叩きを避けるならば、当該自治体外部に非難・帰責を振り向けるしかない。そこで懸念されるのが、前述のような民衆非難である。つまり、民衆のなかから、被害者非難または加害者非難として、何らかの非難対象を探すことである。感染症拡大は、被治者集団のなかで発生するから、被治者のなかに非難の対象を探す。感染症の場合には、被害者である患者・陽性者が他者に伝染させる意味で加害者であるため、加害者＝被害者である。そして、感染症対策の名目で、加害者＝被害者およびその幇助者を非難することが正当化されやすい。

排除型の感染症対策は、保有者という特定の人間を選別する作用がある。発病者・重症者の治療や感染予防対策は重要であるから、対象者の特定が不可欠とされよう。しかし、感染症蔓延防止策としては手詰まりである。流行に乗って感染の波をやり過ごすしかない面がある。それゆえに、感染症対策への批判が生じやすく、非難合戦が始まりやすい。

そこで、自治体為政者としても、非難応酬を乗り切るために、非難の対象を「炙り出す」必要が生じる。相手方は、（擬似）科学的知見があれば、何でもよい。学校、パチンコ業者、ジム、クラブ、ライブハウス、カラオケ店、劇場、介護施設、寮・合宿、夜の街、多人数会食、飲食店、若者などである。何らかの「もっともらしい理由」さえあればよい。新規感染症であるから確実な「正しい」知見・証拠はないからである。新しく判明した限られた「正しい知識」を普及することでも、非難と差別を防げない。次々と、新しく「もっともらしい理由」を受容する非難応酬の構造があるからである。自治体職員は、自己保身の気持ちも含め、民衆非難に加担する誘因から逃れることは難しい。

(2) 他自治体非難への誘因

自治体為政者が、地域住民に非難を行うのは、地域社会としては避けたいところである。むしろ、首長・職員・住民が一体の身内集団として自己免責して、他の自治体を非難する方策に向かうことが、地域社会の内部的に見れば、合利的である。もちろん、こうした偏狭な排外主義は、自治の悪い側面でもある。

例えば、近隣または遠方の都道府県からの往来が感染拡大を招いていると、他自治体や他地域民衆を非難する。あるいは、自分の為政はうまくいっているが、他の自治体では蔓延が止まらないと、マウントを取ることもある。また、市区町村であれば都道府県を非難することもあるし、その逆もある。情報が伝達されない、権限・財源・人員がないなど、いろいろな理屈が動員される。

しかし、現実に大都市圏・日常生活圏を形成している都道府県間・市町村間で非難応酬をすることは、相互にダメージがある。生活や仕事に支障が出てくるからである。また、遠方を批判することは、日常的な社会経済圏ではないからダメージは少ないように思えるが、仕事・観光・帰省・勉学・介護など、全国社会経済は一体不可分の圏域であるので、自滅につながる。

(3) 国非難への誘因

そこで、自治体として相互に非難応酬をするよりは、あるいは、地域住民間で非難合戦をするよりは、国(国民ではない)という他者を非難する方が、自治体全体としては好都合である。自治体が全国知事会を中心に隊列を整えたのは、こうした構造を踏まえたうえでの自衛策である。自治体全体から国が非難されるのが、国政為政者からみた「国難」であろう。本来、権力集中指向の災害行政においては、全国の自治体は、水平的政治競争をしながら、国の支援を求め、国に感謝を表明すべき存在だからである。自治体から国が非難されることは、あってはならない「緊急事態」である。

しかし、国にも自治体を非難し、自治体に責任転嫁する誘因がある。そもそも、権力集中指向の災害行政は、司令塔である国が権力を揮い、他の組織・団体を支配するものである。感染症法でも特措法でも、主たる措置権限は都道府県など保健所設置自治体が中心である。感染拡大が防げないのは自治体の対応が不適切だからである、と非難する。但し、このときにオール自治体を非難するのではなく、国としては一部自治体を「成功」事例として持ち上げ、一部自治体を「失敗」事例として非難する誘因を持つ。自治体を分割統治できるからである。それゆえに、自治体側としては、前記のように自治体が相互に非難応酬をしないことが得策である。しかし、国から支援を得られた方が良いのもまた、個別自治体にとっての真実であり、「成功」事例として持ち上げられ、支援を受けたい抜け駆けへの願望がある。

それゆえ、首長が、国との非難・陳情要望関係で、どのような判断をするのかは微妙なところである。このときに、首長が国を非難し、国が自治体を非難するという、非難応酬の状態に入ることは充分にあり得る。自治体職員は首長方針に大きく逆らうと、自らが非難対象とされかねない。かといって、首長がマスコミ受けを狙ったパフォーマンスに暴走して、かえって国や他自治体との関係を悪化させ、対処に支障を生むこともある。自治体職員としては、災害行政対応とは、様々な組織・団体の自律的な協調に支えられることを知る以上、過剰な非難応酬は回避したいところではある。しかし、失敗が予想されている災害行政対応は、ある意味で、他者非難と非難応酬を不可避的に伴わざるを得ない。

†首長の暴走への誘因のなかで

国・自治体ともに目に見える対策はない。それゆえに、様々な新規対策に首長は飛びつくだろう。そのなかでは、「イソジン（ポピドンヨード）」などの根拠の乏しい対策に「前のめり」になったりする。「アマビエ」「蘇民将来呪符木簡」[85]ならば、まだ自治体も民衆も迷信として理解しているから、実害はないだろう。「イソジン」も「うそのような」と記者会見で前置きはされていた。[86]しかし、知見＝治験の足りないワクチンや特効薬に、あるいは、接触回避や個人追跡の可能なデジタル技術に、[87]過度に期待する誘因はあろう。失敗を恐れて政策革新を躊躇することと、拙速な軽挙妄動によって、「コロナ禍対策」ではなく「コロナ対策禍」を招来することと、自治体職員は衡量をしなければならない。

結局、災害行政対応とは、いまある組織で自律的にできる実務を進めるしかない。感染症対策では、検査・治療・入院を地道に進めるしかない。しかし、医療資源は限られている。それゆえに、医療資源の枠に収まるように感染者・重症者を抑えたいが、感染拡大防止の決め手はない。極端な行動・外出・往来制限をすれば、仮に感染者・重症者を抑えられるとしても、社会経済が崩壊して、短期的には経済困窮による生命の危機が生じ、中長期的にも医療資源を維持できず、結局、「二兎を追う者は一兎をも得ず」になる。

となれば、最悪の状況に流行していけば、一定期間内の医療資源の総量に応じた「治療の選別」（トリアージ）が現実のものになるかもしれない。そのときの非難応酬と責任追及・転嫁合戦は、さらに目を覆うばかりの惨状になるだろう。そして、非難応酬の構造のもとでの治療拒否は、非難回避できる権力のないものに集中する意味で、歪んだトリアージになりかねない[88]。

しかも、一部の為政者は、あたかも困難な「正論」を打ち出す「リーダーシップ」の証として、トリアージの提言を演出するだろう[89]。自治体職員や医療現場は、弱肉強食に陥る危険を踏まえつつ、自己保身を謀りながら、政権や首長の腹黒い誘因に対処していかなければならない。

（1）拙論「彷徨える自治体職員」『自治体学』三四巻一号。二〇二〇年、三〜五頁。
（2）集団的自衛権の行使に関する憲法解釈、検察官の定年に関する国家公務員法の解釈、など、同類の対処が永田町・霞が関で起きているのであろう。
（3）村松岐夫『地方自治』東京大学出版会、一九八八年。例えば、北海道知事・鈴木直道は、元東京都職員であるが、財政再建団体となった夕張市役所に派遣され、その経験から、夕張市長、北海道知事となった。夕張市は、菅義偉総務相時代に財政破綻になり、実質的に国・北海道の管理下に置かれた。夕張市の市長職は、国（総務省）・北海道庁の意を受けた「代官」的存在にならざるを得ない。そして、「代官」として機能するためには、国の支援・後見が不可欠である。鈴木知事は、法政大学出身で菅義偉と同窓ということもあって、人脈を形成していった。また、大阪府知事・吉村洋文は、大阪維新の会の代表である。もともと、橋下徹・大阪市長（当時）、松井一郎・大阪府知事（当時、現大阪市長）は、野党時代の安倍晋三と人脈を築き、第二次安倍政権の発足以降も定期的に会食などをしてきた人脈にある。吉村はその系譜を引き継ぐ。いずれも、第二次安倍＝菅（すが）政権・官邸にとっては、「親藩」のような自治体である。
（4）もちろん、専門家・学者、報道人・ジャーナリスト・芸人、経済界・経営者・事業者、さらには民衆の資質も試しているが、本論の課題ではない。
（5）重田園江『統治の抗争史——フーコー講義一九七八—七九』勁草書房、二〇一八年。
（6）「基本再生産数」ともいう。牧野淳一郎「三・一一以後の科学リテラシー」『科学』二〇二〇年五月号、四二八〜四三二頁。
（7）感染症法第六条⑪。
（8）拙著『行政学概説』放送大学教育振興会、二〇二〇年、第五章。
（9）人から人への感染でない場合には、保有者を排除する「理由」はない。あるいは、そもそも、感染症ではない疾患・健康被害・障碍などでは、排除する「理由」が存在しない。しかし、こうした人間を排除する為政もしばしば見られる。さらに、「呪詛」「祟り」「悪魔」「前世因果」「背徳」「天譴（天罰）」「血筋」「民族」とか「遺伝子・DNA・ゲノム」とか「自己責任（本人因果）」とか、様々な「理由」を学知や為政が生み出すことは可能である。
（10）人間集団で構成される社会とは、非保有者集団のことを指すのか、保有者・非保有者集団全体のことを指すのか、両方の側面があり得る。前者の場合は社会からの排除であり、後者の場合は、社会の分断であり、かつ、社会のなかの排除しながらの包摂である。
(11) 治療の金銭負担に関する健康保険制度は、被保険者集団のなかで、不幸・不運にして病気に罹った患者に対して、被保険者集団全体の拠出金で、医療給付を支援する(半強制的)共助の仕組である。
(12) 加害要因である病原体を、意識的または無意識的に散布した者、ということになる。
(13) 感染症法第六条⑩。
(14) 感染症法第一七条⑪。
(15) 排除＝矯正(治療)一体型であるため、患者・疑似者(＝発症者)は矯正(治療)を得るためには排除を甘受する動機がないわけではないが、無症状病原体保有者や被疑者は、必ずしも治療を受ける動機があるとは限らないからである。もちろん、逆もあり得て、無症状病原体保有者や被疑者であっても、治療(矯正)を求めるがゆえに、結果的に、連動して排除を求めることもある。
(16) 本書第2章第4節も参照。
(17) なお、COVID-19対応は、特措法にも基づいている。同法は、排除より鎮静(後述)の側面が強い。同法および災害対策基本法については、第1章第1節も参照。ただし、同法の規定する緊急事態宣言を排除の観点で読むと、外部地域からの都市の排除としての「都市封鎖(ロックダウン)」を意味すると解される。
　なお、特措法は主として都道府県知事を実施機関とするが、感染症法の場合に保健所を持つ自治体首長が実施機関である。それゆえ、誰が実際に表舞台に立つのかは、必ずしも明らかではない。しかし、第一次緊急事態宣言の解除後も、例えば、北九州市で感染者が判明すると北九州市長が前面に出ているが、保健所を持つ大阪市や港区・新宿区・豊島区で感染者が出ても、大阪府知事や東京都知事が、大阪・東京全体の感染者の動向として、前面に出ている。出たがる為政者が、あるいは、マスコミ操作の巧みな為政者が、前面に出るのであろう。
(18) 同条の入院措置は患者に対してのみであり、無症状病原体保有者は規定していない。
(19)「患者等」ではないという意味で、非患者等が想定されているならば、排除そのものである。「患者等」および非患者等の全体としての国民と読むべきであろう。なお、排除の対象は、保有者だけでなく、保有者の家族・親族、居住・出身地域社会、勤務先・通学先、業種業態などにも広がる。

(20)「国民は……予防に努める」という以上、「国民」とは、保有者・非保有者を包括する全国民ではなく、保有者を排除した非保有者のみを意味するとも解せる。あるいは、保有者も国民に含まれるが、それは、非保有者によって排除されることによって、保有者は非保有者の予防に努める、とも解せる。

(21) 藤野豊『ハンセン病と戦後民主主義』岩波書店、二〇〇六年。無らい県運動研究会(編)『ハンセン病絶対隔離政策と日本社会』六花出版、二〇一四年。「無コロナ県運動」とでもいうべき県境往来阻止が現出していることから、教訓が生かされてないことが分かる。

(22) 検疫所は厚生労働省の施設等機関であり、保健所は形式的には都道府県・政令指定都市など自治体の機関である。ただし、実態として、保健所は長らく、あたかも厚生(労働)省の直轄出先機関のように運営されてきた。インフルエンザなどをはじめ感染症対策の場合には、全国的に調査・対処することが期待されるからである。

(23) 辛素喜「行政組織の成長と衰退――保健所の個体群生態学(一)~(四・完)」『自治研究』八九巻九号・一〇号・一二号~九〇巻一号、二〇一三~一四年。

(24) 理屈上は、中国での感染が疑われる以上、帰国を認めないという排除もあり得る。しかし、国籍での内外排除をする国民国家の場合、外国人の入国を認めない排除、外国人を国外追放・送還する排除に傾きやすいが、内国人(日本国籍保有者等)の帰国を認めない排除は執りにくい。

(25) 封鎖とは、対外的には排除、対内的には鎮静(後述)である。

(26) 乗員・乗客約三七〇〇人で感染者約七〇〇人(約二〇%)、死亡者一三人(約〇・三五%、一〇万人あたり三五〇人)である。原田泰「コロナの統計分析、ダイヤモンド・プリンセス号で分かった七つの教訓」DIAMOND ONLINE二〇二〇年五月一日六時〇分配信。なお、二〇二一年三月末現在で、日本全体の一〇万人あたり死亡者数は七・一二人弱である。

(27) イギリス由来、南アフリカ由来、ブラジル由来など、いろいろあり得る。なお、ウイルスの変異は日常的に起きており、そのうち、特に感染増加が懸念されるのが、いわゆる変異種である。その意味では、日本由来の変異種もあり得る。科学技術振興機構「サイエンス・ポータル」「国立感染研、新型コロナウイルス変異種の分離に成功　感染力が強い恐れ」二〇二一年一月七日付配信。

(28) 例えば、新居浜市立小学校では、二〇二〇年四月八日に、長距離運転手の保護者が感染拡大地域に往来しているとして、その児童に対して登校自粛・自宅待機を要請した。その結果、翌日の始業式・入学式に児童は登校できなかった。同市は謝罪した。同市役所ホームページ二〇二〇年四月二三日掲載。

(29) 学校一斉休校要請が二〇二〇年二月二七日に首相から唐突に行われる直前までは、文部科学省もこのような方針を全国に示していた。「児童生徒等に新型コロナウイルス感染症が発生した場合の対応について（第二報）」二〇二〇年二月二五日付。

(30) 例えば、二〇二〇年三月三一日に名古屋市千種区役所職員の感染が判明した。市民と接触する窓口業務であったため、繰上閉庁・消毒した。業務は翌日から再開された。朝日新聞デジタル版二〇二〇年三月三一日一八時一二分配信。また、例えば、大阪府職員が二〇二〇年三月一四日に感染者と判明したため、勤務先同僚は自宅待機とし、職場を消毒した。産経新聞デジタル版二〇二〇年三月一五日一六時六分配信。なお、大阪府庁は同職員が兵庫県在住であることを公表している。大阪府庁の府外排除、特に、兵庫県民への排除方針が明確に看取される。

(31) 例えば、感染が二〇二〇年一月二八日に判明した件で、立寄先を翌一月二九日に奈良県庁は公表した。なお、厚生労働省は、公表するかどうかは各県庁にゆだねたという。大阪府知事は、厚生労働省の方針を批判し、立寄先の公表を求めた。朝日新聞デジタル版二〇二〇年一月二九日一九時一二分配信。山梨県庁は、奈良県庁からの情報をもとに、立寄先を公表した。サンケイ・ビズ二〇二〇年一月二九日一八時三七分配信。

(32) 例えば、高知県で確認された件について、大阪府庁は二月二九日に詳細に公表した。高知県庁も詳細に公表した。吉村洋文・大阪府知事は感染経路について発症の順番から高知県民から大阪府民に広がったとの見方を示した。日本経済新聞デジタル版二〇二〇年二月二九日一六時四九分配信。保有者・感染源は外部由来ということを、わざわざ表明している。もっとも、発症の順番と感染経路の因果関係は、同じではない。

(33) 愛知県庁は二〇二〇年五月五日九時半頃に、患者四九五人分の個人名などをホームページに掲載する事件を起こした。時事ドットコムニュース二〇二〇年五月五日一六時三七分配信。
(34) 例えば、島根県庁と松江市役所は詳細に、二〇二〇年四月九日に公表した。中国新聞デジタル版二〇二〇年四月一〇日配信、二〇二〇年四月二八日配信。
(35) 前述の奈良県の件につき、当初は様々な対応があった。感染症法では国や都道府県に情報の積極的な公表を義務づけているが（第一六条①）、「個人情報の保護に留意」と釘が刺されている（第一六条②）。神奈川県庁は移動経路を、居住地の奈良県庁から知らされた。厚生労働省は詳細な移動経路を公表せず、神奈川県庁にも伝えていなかった。黒岩祐治・神奈川県知事は「情報は抑えようとすると逆に疑心暗鬼を広げることもある」と指摘しつつ、「県独自の調査は問題が起きる可能性があり慎重にすべきだ」として、国による詳細な情報の公表に期待した。長崎幸太郎・山梨県知事は、この時点では「慌てて事を荒立てるとパニックが起こる」として公表には専門家の判断を尊重するという。吉村洋文・大阪府知事はこのツアーの府内での詳細な行程を開示した。「府民に正確な情報を伝えることが、冷静な判断、行動にもつながる」などとした。全国知事会は二〇二〇年二月五日に政府・与党に対し「行動歴などの公表の統一的な対応方針の提示」を盛り込んだ新型肺炎に関する緊急提言を行った。時事ドットコムニュース二〇二〇年二月一〇日六時二八分配信。第3章第5節も参照。
(36) もちろん、排除を恐れない強い立場を自認する人は、自己申告や早期相談・検査・受診を求める。さらには、保健所・医師などに連絡したにもかかわらず、PCR検査などが受けられなかった、という不満・不信・不安につながることもある。あるいは、あまりに症状が劇症であったために、そもそも、受診を思い留まる状態どころではないということもある。また、のちに感染や症状を隠しきれなくなったときに、「なぜ早期相談をしなかったのか」「なぜ、感染が疑われるのに外出・勤務を続けたのか」など、より強烈な排除が予測されるがゆえに、「予防」的に自己申告することもあろう。自己申告したにもかかわらず検査を受けられなかった人の情報は表面化するが、自己申告を思いとどまった人の情報は表面化しにくく、事例・エピソードとしても数量としても、把握しにくい。
(37) 例えば、山梨県庁の「新型コロナウイルス感染症患者発生時の情報の公表について」によれば、「公表を行う場合は、事前に患者またはその保護者に対して、公表の目的や公表内容、公表方法等を説明するものとする。個人情報の保護や施設及び地域等の風評被害に特に留意し、個人や施設等が不必要に特定されたり、差別・偏見の対象にならないよう十分配慮し、報道機関に対して理解と協力を求めるものとする。個人が特定されるおそれのある氏名、生年月日、住所等の個人情報は、公表の対象としないものとする。感染の拡大を防ぐため、特に、施設や地域等の特定につながるおそれのある情報を公表する必要がある場合は、当該施設及び自治体等の承諾を得たうえで公表を行うものとする」ものであり、「公表する情報」は「(一) 基本的な患者情報 (年代、性別、居住地〔都道府県レベル〕、症状・経過) ※感染の拡大を防ぐため、医学的に必要と認められる場合は、必要な範囲で公表する情報を追加する」という。第3章第5節も参照。

しかし、この方針は、個人特定を防げなかった。例えば、山梨県庁が、移動経路を詳細に五月二日に発表した件では、発表・報道に批判が集中した。県庁には「行動の情報をさらに開示すべき」という苦情や、県庁の対応を非難する苦情が集まった。それ以上に、ネット上での批判が噴出した。本人のものとされる名前や顔写真、SNSアカウント、卒業アルバム、勤務先などの情報が次々と出回り、当人を誹謗する内容が掲載された。いわゆる「ネット私刑」の横行である。MSNニュース二〇二〇年五月二〇日六時八分配信。

(38) もっとも、国外退去・強制帰還をさせようとしても、受入国がなければ難民となって漂流する。しかし、国境外は無関心であるならば、追放先は無限であるかのごとくに振る舞う。

(39) 理屈上は、排除のまま放逐することは可能である。例えば、感染外国人を本国送還すれば収容は不要である。しかし、日本人を国外追放できない。患者が市中に外出すると排除にならないから、排除とは通常は収容と同義である。

(40) 西尾勝『行政学の基礎概念』東京大学出版会、一九九〇年。理屈上は、医療施設を増やす行政供給の拡大でも対応可能である。休業中の医療施設を利用したり、ホテルなどを軽症者収容先に転用する。また、中国・武漢市のように、突貫工事で病院建設をすることもあり得る。とはいえ、感染症医療の質を伴った医療従事者を急増することは困難である。それゆえ、基本的には現有医療資源に規定される。そこで、ホテル滞在や、自宅療養も、病院収容と位置づければ、供給量は増やせる。自宅療養を排除実行と位置づければ、ホームレスを除けば、排除の受け入れ先は膨大になる。こうなれば、排除の限界は政策的に緩和される。

(41) 排除の排除であるから非排除でもある。排除の崩壊でもある。

(42) 山中伸弥「〈解決すべき課題〉ファクターXを探せ!」『山中伸弥による新型コロナウイルス情報発信』。

(43) 結果論としては第一波では、患者を隔離入院しないでも、その後に重症者が急増するかたちでの医療崩壊は起きなかった。排除という対策は全く無意味だったかもしれない。もっとも、後述する投網型鎮静措置がなければ、やはり医療崩壊していたかもしれない。

(44) 例えば、小池百合子・東京都知事は、二〇二〇年三月三〇日の記者会見で緊急事態宣言について問われ、「最終的には国の、国家としての判断」と述べて、国による発出を暗に求めた。東京都庁ホームページ「知事の部屋/記者会見(令和二年三月三〇日)」

(45) 例えば、二〇二〇年四月三〇日の「新型コロナウイルス感染症に関する全国知事会と国との意見交換会」において全国知事会側は、「一部の地域のみ解除することにより「新たな人の動き」を生じさせ全国的に感染拡大させることがないよう、全都道府県を対象地域とすることを視野に検討」することを求めた。発出にせよ解除にせよ、一部地域のみ発出という地域間不均衡の状態は、長くは持ちこたえられない力学が働いていた。しかし、後述するように、第二次緊急事態宣言の場合には、二カ月にわたって一部地域に限定されていた。

(46) 例えば、東京都庁は、四月二五日から五月六日までの一二日間を「いのちを守るSTAY(ステイ)HOME(ホーム)週間」として、休業や外出抑制を一層進める方針を打ち出した。東京新聞デジタル版二〇二〇年四月二五日一二時〇分配信。

(47) 松井一郎・大阪市長は、男性は言われたものだけ買うので、女性に比べて買い物に時間がかからない、という趣旨の発言を二〇二〇年四月二三日にした。ハフポスト日本版二〇二〇年四月二四日一二時一四分配信。

(48) 例えば、全国知事会「コロナを乗り越える日本再生宣言」(二〇二〇年六月四日)がある。

(49) 重症患者・死者の比率・実数が押さえられたのは、単なる僥倖である。

(50) 例えば、神奈川県庁は医療従事者らを「コロナファイター」と命名し、応援するキャンペーンを二〇二〇年三月二六日に始めた。読売新聞デジタル版二〇二〇年四月四日一五時四分配信。福岡市役所は、二〇二〇年四月一〇日から、毎週金曜日正午に医療現場で奮闘する関係者に感謝の拍手を送る「フライデー・オベーション」と銘打った取組を始めた。西日本新聞デジタル版二〇二〇年四月一一日六時四分配信。また、例えば、全国知事会は二〇二〇年四月二日に、「新型コロナウイルス感染症に打ち克つために~日本と地域を守る全国知事会宣言~」を出し、「新型コロナウイルス感染症と闘う医療従事者をはじめ、感染症対策にあたる人たちの職場環境の安心・安全を図る」とし、国民に対して「医療をはじめ感染症対策従事者など第一線で闘っている方々を、不確かな情報に惑わされることなく、差別や偏見を持たずに応援」するよう呼び掛けた。

(51) 自由階層も感染すれば排除されることはある。例えば、テレビ朝日報道ステーションの富川悠太アナウンサーは、二〇二〇年四月三日の発熱を押して四月九日まで番組出演していたことについて(四月二一日退院)、番組復帰後の六月四日に謝罪に追い込まれた。スポーツニッポン電子版二〇二〇年六月四日二三時三八分配信。

(52) 二〇二〇年三月一〇日の参議院予算委員会中央公聴会で、尾身茂・地域医療機能推進機構理事長(=政府専門家会議副座長)は、全国一斉休校の根拠について問われ、〈新型インフルエンザのときに兵庫・大阪での学校閉鎖によって制圧できた先例がある。今回の感染は小学生でもしており、その人たちが感染を広げるような可能性はあると後からわかってきた。シンガポールで学校閉鎖をやっている、効果がないとは言えない。事後的評価をしてもそれが学校閉鎖の効果かどうかはわからない、首相は何とかしたいという気持ちがあるだろう〉という趣旨を述べている。FNNプライムオンライン二〇二〇年三月一一日一七時〇分配信。つまり、学校一斉休校の効果を否定する科学的根拠がないので、安倍首相の政治判断と心情を踏まえて、全国一斉休校に理解を示した。この段階では、権力集中の災害行政対応が作用しており、専門家は政権に忖度していた。専門知識がない専門家であるゆえに、専門知識による政策批判はあり得なくなり、すべての政策判断を正当化できる。

(53) 例えば、小池百合子・東京都知事は、「夜の外出自粛」を強化するなかで、二〇二〇年三月三〇日に、若者にカラオケやライブハウス、中高年にバーやナイトクラブの自粛を呼びかけた。記者会見に同席した厚生労働省クラスター対策班・西浦博・北海道大学教授によれば、積極的疫学調査に基づき「曝露が疑われる場所」に関して、遊戯場（パチンコ店・雀荘）や性風俗店に関してはその時点では東京都内では報告がなく、風営法一号の深夜営業・接待飲食業に相当するようなところに集積しているとした。東京都庁ホームページ「知事の部屋／記者会見（令和二年三月三〇日）」。この調査に基づけば、パチンコ店への休業要請・店名公表には根拠がない。

(54) 例えば、大阪府庁は、二〇二〇年四月二四日に、休業要請に応じないパチンコ六店名を公表した。日本経済新聞デジタル版二〇二〇年四月二四日一三時五一分配信。同様に、五月一二日までに、東京都庁で一四店、神奈川県庁で二〇店の公表がなされた。FNNプライムオンライン二〇二〇年五月一二日一二時三〇分配信。

(55) クラスター分析で得られた知見から、感染リスクが高まる「五つの場面」が新型コロナウイルス感染症対策分科会により提言としてまとめられた。①飲酒を伴う懇親会等、②大人数や長時間におよぶ飲食、③マスクなしでの会話、④狭い空間での共同生活、⑤居場所の切り替わり、である。政府新型コロナウイルス感染症対策分科会「分科会から政府への提言「感染リスクが高まる『五つの場面』」と「感染リスクを下げながら会食を楽しむ工夫」」二〇二〇年一〇月二三日付。これは、投網型として、全ての民衆の行動変容への鎮静の指針でもある。しかし、闇雲な全ての行動抑制では打撃が大きすぎるので、抑制する行動を限定するものである。しかし、①②③が生じやすいのが飲食店であり、さらに、終業後の飲食は①⑤にもなりやすい意味で、飲食店の夜間営業時間短縮という形態になる。

(56) もちろん、学校がいじめや自殺の温床という観点からすれば、学校からの排除ではなく、学校からの開放となる。休校措置によって、児童生徒の自殺が減少した時期もある。しかし、学校からの排除は、「家庭」という「危険」な場所への「軟禁」を生み出す場合もある。

(57) 北海道庁ホームページ。

(58) 非公表資料であったが、吉村洋文・大阪府知事が在阪テレビ局において公表することになり、大阪府庁ホームページにも掲載された。

(59) 東京都庁ホームページ「知事の部屋／記者会見（令和二年三月二五日）」。

(60) 二〇二〇年三月二三日の記者会見で、小池百合子・東京都知事はいわゆる「ロックダウン発言」をしている。

東京都庁ホームページ「知事の部屋／記者会見（令和二年三月二三日）」。しかし、同年四月六日の記者会見では、法定緊急事態宣言はロックダウンではないと述べた。東京都庁ホームページ「知事の部屋／記者会見（令和二年四月六日）」

(61) Business Journal 二〇二〇年三月二一日一三時四三分配信。

(62) この文章が何を意味するかは、多義的解釈が可能である。第一に、単に大阪府民・兵庫県民に外出・往来自粛を求めただけかもしれない。各自が外出自粛をすれば、必然的に、他府県にも往来しなくなる。第二に、「大阪府内外の往来自粛」と「兵庫県内外の往来自粛」を、それぞれ求めているようにも読める。その意味では、県境間往来排除の最初の提言であろう。ただし、大阪府・兵庫県間の往来自粛も含むが、大阪府・兵庫県間の往来自粛だけを求めているのではない。第三に、感染拡大地域としての〈大阪府・兵庫県〉を一体として捉え、〈大阪府・兵庫県〉（＝内）と〈京都・奈良・滋賀・和歌山、さらには東京などのその他の都道府県〉（＝外）との往来自粛を求めただけかもしれない。とするならば、大阪府知事・大阪市長は、敢えて、大阪府と兵庫県の間の問題にすりかえて、大阪府民は兵庫県民を排除することにより、〈大阪府・兵庫県〉という地域が感染拡大地域として一体となって、外部から排除されることを回避しようとしたのかもしれない。実際、大阪で発生したクラスターが全国の感染源となり、大阪という地域は忌避され得る立場にあった。排除されそうなときに、他人を排除する側に回ることによって、自らが排除されることを避けようとする行動原理である。

(63) なお、西浦文書には、「実行再生産数（ママ）」が「大阪府では次第に一を下回る傾向（左図）兵庫県では常に一を上回っている（右図）」とある。蔓延のより深刻でない大阪府側が、より蔓延の深刻な地域である兵庫県を排除するように、もともと排除の論理を内面化している為政者に、ナッジ（囁き誘導）を与えた。

(64) 二〇二〇年二月二八日一八時一五分～一八時四六分、知事臨時記者会見。北海道庁ホームページ。

(65) 例えば、山形県庁は二〇二〇年四月一八日より、県境に近い高速道路のパーキングエリア（PA）や主要な駅、空港で「県境検温」を実施した。吉村美栄子・山形県知事は、一四日の記者会見で「県外との往来を控えてもらう抑止効果につながることを期待している」と述べた。時事ドットコムニュース二〇二〇年四月一八日一一時五九分配信。

また、例えば、岡山県庁は四月二九日の「県境検温」の実施を打ち出した。伊原木隆太・岡山県知事は「取材が来て顔をさらされることはごめんだ、と思っていただければ。岡山に来たことを後悔するようになればいい」と四月二五日に語った。産経WESTデジタル版二〇二〇年四月二四日一一時二五分配信。

(66) 例えば、燕市役所は、帰省自粛している新潟県外に住む燕市出身の学生に対し、市内有志の厚意により燕市産のコシヒカリ五キロと手作り布マスク一枚などを送った。燕市役所ホームページ。

(67) 例えば、二〇二〇年五月二日一〇時頃、緊急速報メールが、黒岩祐治・神奈川県知事からの「緊急メッセージ」として対象エリアの人々の携帯電話に届いた。「今は神奈川に来ないでください。今は神奈川から出ないでください」とした。ハフポスト日本版二〇二〇年五月二日一一時五九分配信。

(68) 例えば、新宿歌舞伎町では、都庁職員や警視庁警察官がわざわざ外出して巡回し、外出自粛を呼び掛けた。テレ朝news二〇二〇年四月一一日一一時九分配信。

(69) 和歌山県庁では、県内に在住しているものの、やむを得ない事情で所有車両の車番(ナンバー)の変更登録が済んでいない県民からの申請に基づき、県内在住確認書の交付を行った。自動車所有者の住所または使用の本拠の位置に変更があったときは、変更登録の申請が法律で義務づけられていることが建前である。なお、五月二五日にすべての都道府県の区域において緊急事態宣言が解除されたことを踏まえ、五月二九日に近隣府県との往来自粛要請を終了することを決定したため、県内在住確認書の交付を終了した。和歌山県庁ホームページ。山形県では県外ナンバーへの嫌がらせが相次いだため、山形県庁は県内在住確認書の交付を五月一三日から開始した。朝日新聞デジタル版二〇二〇年五月一五日一一時二六分配信。乗りものニュース電子版二〇二〇年五月二四日一〇時二三分配信、「悪質「県外ナンバー狩り」いつまで続く? 自治体で「在住確認書」配布の動き広がる」。なお、民間事業者が、来場者に県民誓約書を求めたり、県民表示版を販売したりしていることもある。

(70) 新型コロナウイルス感染症対策本部決定「新型コロナウイルス感染症対策の基本的対処方針」(二〇二〇年四月七日改正)によれば、「三 新型コロナウイルス感染症対策の実施に関する重要事項」として「不要不急の帰省や旅行など都道府県をまたいだ移動の自粛」などの呼びかけ」をするとした。国は各都道府県の地域間排除にお墨付きを与えた。国も入国制限によって地域間排除をしているので、自治体為政者の要請を避けられないといえる。しかし、近代国家とは、国内移動の自由と国際移動の国家管理とのセットであるから、自治体による地域間排除の論理を否定するのが、国の本来の役割である。

同対処方針は、五月二五日の緊急事態宣言解除に伴って改訂されているが、「不要不急の帰省や旅行など都道府県をまたいだ移動の自粛」の文言は維持された。ただし、「不要不急の帰省や旅行など、都道府県をまたぐ移動は、五月末までは、感染拡大防止の観点から避けるよう促すこと。その後、①の段階においては、五月二五日の緊急事態宣言解除の際に特定警戒都道府県であった地域との間の移動は、慎重に対応する」とした。

(71) 例えば、二〇二〇年六月七日に、小池百合子・東京都知事は、感染源として懸念されているホストクラブなどの「夜の街」対策として、店舗の従業員に定期的な検査を受けてもらう方針を明らかにした。KYODOデジタル版二〇二〇年六月七日一六時一八分配信。

(72) 感染が判明してから事後的に追跡装置を付けるのではない。通常の排除では、保有者は隔離入院であるから、事後追跡の必要はない。もっとも、軽症保有者を自宅療養（隔離）する院外排除の場合には、自宅から外出しないように行動追跡装置を付けることはあるかもしれない。

(73) NHK NEWSWEB二〇二〇年五月二九日一三時三三分配信。

(74) NHK NEWSWEB二〇二〇年一二月九日一二時五五分配信。

(75) ただし、新たなワクチンである以上、副反応などを見極めるためには、あえて先発国の接種結果を見てから接種を開始するのは、不合理な政策判断ではない。

(76) 時事通信全国世論調査（二〇二一年二月）では、「接種希望」は七〇・一%、「非希望」一七・五%で、年齢別の「接種希望」は、六〇代（八〇・〇%）と七〇歳以上（七六・四%）が多く、最も少ないのは一八〜二九歳（六〇・八%）であった。また、副反応について「不安」が七五・五%、「不安はない」が二三・二%であり、年齢別の「不安」は一八〜二九歳（八〇・八%）、四〇代（八〇・四%）が多い。副反応は不安だが接種希望する人が、相当にいることになる。

(77)厚生労働省は二〇二〇年四月下旬から献血血液を用いて、東京と東北で試験的に抗体検査を行った。その結果、東京都では一〇万人中六〇〇人(〇・六%)が抗体を持っており、公表された報告感染者数よりはるかに多く、市中感染率はかなり高いことを示唆している。六月以降、複数の自治体を対象に一万人規模で抗体検査を実施する方針であった。注(80)参照。なお、人口約一四〇〇万人の東京都の報告感染者数は、二〇二〇年五月一四日現在で約五〇〇〇人であるが、前記抗体検査の結果の数値を基に単純計算した推定抗体保有者数は約八万四〇〇〇人となる。二〇二〇年五月一一日の参議院予算委員会で、尾身茂・専門家会議副座長が「(実際の感染者数は)報告数の一〇倍か一五倍か、二〇倍かは誰も分からない」などと述べていることとも平仄が合う。科学技術振興機構「サイエンス・ポータル」二〇二〇年五月一五日付。

(78)新型コロナウイルス感染症対策専門家会議「新型コロナウイルス感染症対策の状況分析・提言」(二〇二〇年五月二九日)。

(79)廣井悠(東京大学)調査。朝日新聞デジタル版二〇二〇年四月二〇日一二時〇分配信。

(80)ハフポスト日本版二〇二〇年三月三〇日一七時七分配信。

(81)厚生労働省は、二〇二〇年一二月一四日~二五日にかけて、東京都・大阪府・宮城県・愛知県・福岡県において、各都府県により抽出し、本調査への参加に同意をした一般住民(東京都三三九九名、大阪府二七四六名、宮城県二八六〇名、愛知県二九六〇名、福岡県三〇七八名、計一万五〇四三名)を対象に抗体検査を実施した。その結果(二〇二一年三月三〇日確定値)は、東京都一・三五%、大阪府〇・六九%、宮城県〇・一四%、愛知県〇・七一%、福岡県〇・四二%であった。NHK NEWSWEB二〇二一年三月三〇日一九時二〇分配信。

(82)二〇二一年三月末現在、累計感染者数は、ブラジル一二〇〇万人、アメリカ三〇〇〇万人でしかない。感染者以外にも集団免疫に寄与する抗体保有者はもっと多いであろうが、感染率は両国でさえ、五~一〇%程度なのである。日本は累計感染者四六万人であるから、感染率〇・五%にも達しない。感染者に占める死亡者はいずれも二%程度である。

(83)森岡孝二『雇用身分社会』岩波新書、二〇一五年。

(84) 上林陽治『非正規公務員のリアル』日本評論社、二〇二一年。
(85) 長岡京市役所ホームページ「新型コロナにも効果あり？ 蘇民将来呪符木簡！」
(86) 二〇二〇年八月四日、吉村洋文・大阪府知事会見。なお、事前の内部打合せで、この記者会見に関しては、松井一郎・大阪市長が、株価に影響することを言及していた。文春オンライン二〇二〇年一〇月一五日号。
(87) 例えば、茨城県庁はデジタル技術を利用して「いばらきアマビエちゃん」を導入している。半ば迷信でしかない自虐の命名であるのは、県庁職員の矜恃を示していよう。
(88) 島薗進「コロナ禍での医療資源配分をめぐる問い――人工呼吸器の配分とトリアージ」二〇二〇年八月七日掲載。https://www.covid19-jma-medical-expert-meeting.jp/topic/3352
(89) 吉村洋文・大阪府知事は、二〇二〇年一一月二二日の記者会見で、「救急病床トリアージ」に踏み切ると発言した。症状の重さに応じて入院先などを振り分ける趣旨で、いわゆる「トリアージ」では全くないのであるが、このような過激な言葉を使うようである。日刊ゲンダイデジタル二〇二〇年一一月二四日一三時二〇分配信。

第3章

コロナ対策の閉塞

1　三すくみの閉塞――蔓延防止・医療提供・生活経済

†政策構造による閉塞

ＣＯＶＩＤ－19対策に国・自治体は奔走してきた[1]。しかし、国・自治体の為政者は、それぞれが、危機管理にリーダーシップを発揮しようとするなかで、いろいろな閉塞にぶち当たっている。対策の閉塞から、ときに、排除や非難応酬に向かうのは、第2章で論じてきたところである。そのため、国政政権と都道府県との意見の不一致や齟齬も目立つ状況である[2]。閉塞を生み出す要因として、感染症対策における政策構造がある。本節では、感染症対策の政策・法制構造に焦点を当てて、国・自治体を閉塞に追い込む政策構造を検討してみよう。

†特措法の政策構造

(1)　特措法の目的手段構造

特措法（新型インフルエンザ等対策特別措置法）の目的は、「新型インフルエンザ等の発生時において国民の生命及び健康を保護し、並びに国民生活及び国民経済に及ぼす影響が最小となるようにすること」（第一条）である。COVID－19に関しても同様である。要するに、❶国民の生命・健康の保護、❷国民生活・国民経済に及ぼす影響の最小化、が二大目的である。政策法制は、目的手段からなるプログラムであり、上記❶❷の目的を実現する手段や、それに付随する条件・手続などを含む。

その環境条件は、⑴「国民の大部分が現在その免疫を獲得していないこと」などにより、⑵「全国的かつ急速にまん延」し、しかも、⑶「かかった場合の病状の程度が重篤となるおそれ」があり、⑷「国民生活及び国民経済に重大な影響を及ぼすおそれがあること」である。⑴からすれば、国民の大部分が免疫を持つ集団免疫戦略が、対策の中心に掲げられているようにも見える。目的を実現するための手段は、㈠対策の実施に関する計画、㈡発生時における措置、㈢まん延防止等重点措置（二〇二一年二月改正で新設）、㈣緊急事態措置、などである。

このうち、緊急事態措置が最も強力な手段である。特措法によれば、政府対策本部長（首相）は、「新型インフルエンザ等が国内で発生し、その全国的かつ急速なまん延により国民生活及び国民経済に甚大な影響を及ぼし、又はそのおそれがある事態が発生したと認めるとき」は、緊急事態宣言を発する（第三二条①）。「甚大な影響」が要件となっている。

こうした緊急事態措置は、まさに、権力集中による災害行政対応である（第1章第2節）。ともあれ、緊急事態措置の目的も、前記❶❷にある。

(2)「緊急事態」を生み出した第一次緊急事態宣言

第一次緊急事態宣言が生み出した作用は、政策法制の掲げる目的とは、全く逆であった。第一次緊急事態宣言（二〇二〇年四月七日～五月二五日）の発出により、目的❷であるところの国民生活と国民経済に、さらなる「甚大な影響」を及ぼした[3]。確かに、二〇二〇年三月までに第一波の感染拡大が進み感染者・死者が発生し、また、休校・外出自粛・イベント自粛も始まり、国民生活・国民経済に「重大な影響」が及び始めていた。緊急事態宣言を発出する以前から、国は自粛要請（鎮静）という、一種の強力な経済介入に踏み込んでいたからである。

それならば、緊急事態宣言（措置）は、「甚大な影響」を受けるおそれのある、あるいは、「甚大な影響」を受けつつある、国民生活・国民経済を回復させる措置でなければならない。しかし、現実には、緊急事態宣言は投網型鎮静（第2章第2節）となって自粛要請を強化し、国民生活・国民経済に、それまでにはなかった「甚大な影響」を与えた。目的❶には有効だったかもしれないが[4]、目的❷を大きく阻害してしまった。

このため、その後の国・自治体の対策は、緊急事態宣言（措置）を避けることで、感染症対策と経済の両立を目指すしかなくなった。特措法に掲げる本来の目的❶❷のバランスを回復しただけ、ともいえる。そのため、二〇二〇年八月の第二波にもかかわらず各種GoToキャンペーンという経済対策を続けざるを得ず、また、一一月頃から感染拡大の第三波が見られても、第二次緊急事態宣言になかなか踏み切れなかった。緊急事態宣言は、それを発すること自体が、「国民生活及び国民経済に甚大な影響を及ぼ」すという「緊急事態」を引き起こし、緊急事態への対策ではなく、「緊急事態」の原因になりかねないからである。[5] 緊急事態宣言は、うまく使えない手段である。

結果的には、一都三県知事や日本医師会などに煽られて、二〇二一年一月七日に第二次緊急事態宣言を発出するに至った。しかも、「後手後手」との批判も免れない。とはいえ、第二次緊急事態宣言では、前回経験に鑑み、第一次緊急事態宣言のような投網型鎮静である幅広い業種の休止・休業要請には踏み込まず、飲食店など夜間の営業時間短縮などに留めた。それでも、二〇二〇年第4四半期で回復基調にあった経済状況を、二〇二一年第1四半期には悪化させたことは否めない。同時に第三波を強く抑え込むこともできず、第四波の火種を残したままであった。

（3）特措法の生活経済安定措置

緊急事態宣言（特措法第四章）は、本来は、国民生活や国民経済に甚大な影響が及ぶ（おそれがある）ときに、それを是正・防止する措置を用意している、はずである。なぜならば、特措法の目的は❶だけでなく❷を含むからである。

特措法は、政策手段として、

①まん延の防止に関する措置（第二節、以下、蔓延防止措置）

②医療等の提供体制の確保に関する措置（第三節、以下、医療提供体制確保措置）

③国民生活及び国民経済の安定に関する措置（第四節、以下、生活経済安定措置）

という三種類の措置を規定している。目的❶は手段①②と、目的❷は手段③と対応していることが判る。

目的❷を実現するための手段③である生活経済安定措置とは、以下の通りである。知事・市町村長は、物資・資材の確保を目指す（第五〇条・第五一条）。電気・ガス・水道は供給する（第五二条）。運送・電気通信・郵便は確保する（第五三条）。国・知事は緊急物資の運送や、医薬品等の配送を、要請・指示する（第五四条）。国・知事は、必要物資の売渡し要請・収用や保管命令をする（第五五条）。特例の埋葬・火葬をする（第五六条）。期間・期限の特例を認める[6]（第五七条）。金銭債務の支払猶予等の政令を制定できる（第五八条）。

国・自治体は、生活関連物資の価格高騰・供給不足に対して法的措置を執らなければならない（第五九条）。金融機関は特別な金融を行うよう努力する（第六〇条）。

（4）特措法の生活経済安定措置の空振り

特措法の想定は、短期の災害やパニックに対してなされる、商工物動官僚＝統制経済的な措置である。これは、第1章第1節で見たとおり、災害対策基本法をはじめとして、災害行政組織・対応に広く共通する政策枠組である。それが功を奏する感染症もあるだろう。しかし、中長期に及ぶCOVID－19では、あまり効果がなかった。例えば、感染を恐れて運送事業者が、蔓延地への運送を拒否する事態が起きていれば、生活安定措置（特に第五四条）は必要だったかもしれない。しかし、運送事業者は運送を継続していた。それどころか、運送従事者やその家族への差別が生じたことを防げなかったのが、国・自治体の実態である。特措法は、不要なことを規定し、必要なことを規定していない。[7]

また、例えば、一時的にマスク・消毒薬品などが店頭から品薄になった。[8] しかし、民衆が生活防衛から買い溜めに走って実需が増えた以上、価格統制・転売規制・買占規制をしても無意味であり、配給制（需要抑制）にするか、供給を増やすしかない。結局、店頭での擬似配給制（一人何個まで）などをしながら、中期的な供給拡大を待つしかなかった。

（5）実際の生活経済安定措置

国・自治体が漫然と放置していたわけではなく、特措法定外の生活経済安定措置は執られた。[9] その典型は、持続化給付金、特別定額給付金、雇用調整助成金特例措置[10]、実質無利子・無担保融資、地方創生臨時交付金などである。[11] 自治体によっては、独自に支援策の給付を行った。自粛不況によって、売上や収入・所得が減退した事業者・個人に対する現金給付や、短期的なつなぎ資金融資・納税猶予である。特措法では、統制経済的に物資の配送・配給を目指す現物給付が想定されていた。しかし、自粛経済でも、物・サービスの生産・供給・輸送自体は確保されていた。足りないのは現物給付ではなく、生活・事業継続を可能とする現金であり、有効需要である。

短期的・中長期的な仕事の減少に伴う現金収入の不足に対して、経済財政・社会保障構造は、ほとんど何の備荒貯蓄もできていなかった。第3章第4節でも後述するように、構造改革を経た就労第一社会では、就労自立が自己責任の下に推進されていたため、人々は仕事をしない限り現金不足に陥る。それゆえ、営業・就労するしかない。[12] また、仕事を生み出すために、人々を消費活動に駆り立てる。その典型が、各種のＧｏＴｏキャンペーンである。そして、往来・接触を伴う経済活動を活発化させれば、感染拡大も再燃する。こうして、③生活経済安定措置を執ればとるほど、①蔓延防止と②医療提供体制確保が困難になるという、閉塞に陥ってしまった。つまり、特措法の①②③の三つの措置は、少なくともCOVID-19に関しては、鼎立しがたい。あるいは、特措法の目的❶❷は両立しない。特措法という政策構造は、災害行政対応に、閉塞を生み出したのである。

†感染症法の政策構造

(1) 感染症法と特措法

国政政権が危機管理や災害行政対応として、権力発動に「前のめり」にならなければ、基本的には感染症法に基づく為政が進行する。[13] 実際、特措法改正・適用より前に、二〇二〇年一月三一日政令施行によって、COVID-19は感染症法に基づく「指定感染症」とされた。[14]

それでも、特措法を改正適用した。国政・政権がリーダーシップを発揮することが、感染症法の政策構造では困難だからである。感染症法では、新たに発生したCOVID-19に対して国が為すべきことは、新感染症(第六条⑨)とするか指定感染症(第六条⑧)とするかの判断である。指定感染症ならば、政令によって、すでに各類型の感染症について用意されている措置を、具体的に特定する(第七条)。

感染症法での国の関与は専門的判断であり、政治的判断ではない。政令指定すれば、都道府県などが保健所を持つ行政機関として専門的・実務的に処理する。いずれも、本来的に、国・自治体の政治的リーダーシップは期待されない。むしろ、政治家が余計な口出しをすれば、現場が混乱しかねない。しかし、「危機管理に強いリーダーシップ」を発揮するために、国・自治体の政治家は出番を求め、特措法の発動に向かったといえよう。

(2) 感染症法の措置

感染症法では、一類〜五類感染症と新型インフルエンザ等感染症が定められ、それぞれに応じて対応措置がプログラム化されている【表1】[15]。

国が行う最大の政策判断は、どのような措置を行うかを指定することである。初動段階では全貌がつかめず狭い措置になり、その後、感染症の特性が懸念されてくると広い措置になるかもしれない。しかし、そうした懸念が広すぎる場合には、措置の範囲を狭めることが必要になる。実際上は、二〇二〇年二月一日施行、二月一四日施行、三月二七日施行と措置の範囲は拡大して、そのままである。つまり、「二類相当」と言われながら、実態は、一類感染症と強毒性の新型インフルエンザとを合わせた措置の水準であった。

	指定感染症	一類感染症	二類感染症	三類感染症	四類感染症	五類感染症	新型インフルエンザ等感染症
規定されている疾病名	新型コロナウイルス感染症	エボラ出血熱・ペスト・ラッサ熱等	結核・SARS 鳥インフルエンザ(H5N1)等	コレラ・細菌性赤痢・腸チフス 等	黄熱・鳥インフルエンザ(H5N1以外)等	インフルエンザ・性器クラミジア感染症・梅毒等	新型インフルエンザ・再興型インフルエンザ
疾病名の規定方法	政令 具体的に適用する規定は、感染症毎に政令で規定	法律	法律	法律	法律・政令	法律・省令	法律
疑似症患者への適用	○	○	○ (政令で定める感染症のみ)	—	—	—	○
無症状病原体保有者への適用	○	○	—	—	—	—	○
診断・死亡したときの医師による届出	○ (直ちに)	○ (直ちに)	○ (直ちに)	○ (直ちに)	○ (直ちに)	○ (7日以内)	○ (直ちに)
獣医師の届出、動物の輸入に関する措置	—	○	○	○	○	—	○
患者情報等の定点把握	—	—	△ (一部の疑似症のみ)	△ (一部の疑似症のみ)	△ (一部の疑似症のみ)	○	—
積極的疫学調査の実施	○	○	○	○	○	○	○
健康診断受診の勧告・実施	○	○	○	○	—	—	○
就業制限	○	○	○	○	—	—	○
入院の勧告・措置	○	○	○	—	—	—	○
検体の収去・採取等	○	○	○	—	—	—	○
汚染された場所の消毒、物件の廃棄等	○	○	○	○	○	—	○
ねずみ、昆虫等の駆除	○	○	○	○	○	—	○(※)
生活用水の使用制限	○	○	○	○	—	—	○(※)
建物の立入制限・封鎖、交通の制限	○	○	—	—	—	—	○(※)
発生・実施する措置等の公表	○	—	—	—	—	—	○
健康状態の報告、外出自粛等の要請	○	—	—	—	—	—	○
都道府県による経過報告	○	—	—	—	—	—	○

指定時に適用(2/1施行)　改正①時に適用(2/14施行)　改正②時に適用(3/27施行)

※ 感染症法44条の4に基づき政令が定められ、適用することとされた場合に適用

表1　感染症法に基づく主な措置の概要(政令による準用の有無)

(3) 感染症法の措置の空振り

政令指定が適切であれば、指定感染症は都道府県の保健所や医療機関を通じて、適切に措置される、はずである。しかし、第二波・第三波が起きたように、COVID‐19に関して蔓延防止ができていないとするならば、措置は不充分だといえる。[16]

第一に感染症法の措置では狭すぎる。COVID‐19は指定感染症として、一類感染症と同等に、建物の立入制限・封鎖(第三二条)、交通遮断(第三三条)の措置をとる。また、新型インフルエンザと同等に、発生状況・地域や実施措置の公表(第一六条・第四四条の二)、「当該感染症にかかっていると疑うに足りる正当な理由のある者」に健康状態報告要求と外出自粛要請、食事提供・日用品支給(ただし、実費徴収)(第四四条の三)、都道府県による国への経過報告(第四四条の五)などの措置をとる。

しかし、実際には、前記措置では拡大を防げず、全ての人々への外出自粛要請や、広範な業種・業態への営業自粛(時間短縮など)要請がされた。特措法第四四条に基づく法定行政指導か、基づかない法定外行政指導か、どちらもある。そして、外出・営業自粛への行動変容が、国民生活・国民経済への「甚大な影響」という「緊急事態」を招いた。

第二に感染症法の措置では広すぎる。一類感染症と同等に、感染者だけではなく、疑似症患者・無症状病原体保有者も対象となる(第八条)。そして、積極的疫学調査(第一五条)、健康診断受診の勧告・実施（第一七条）、就業制限（第一八条）、入院の勧告・実施（第一九条・第二〇条・第二一条）などの措置がされる。

一方では、検査が拡大して陽性者が増えるにつれて、必然的に入院者が増え、医療現場が逼迫する。他方で、広すぎる法的措置と、少なすぎる検査能力・医療提供能力とを前提に、医療崩壊を避けるには、できるだけ検査・入院をさせない運用をせざるを得ない。積極的疫学調査にも限界が生じた。こうして、第3章第2節で見るように、介護施設、高齢者等の療養する病院、自宅・家庭などから検査・入院への移送ができず、施設・病院内・家庭内そして市中感染が増える。

†為政者のできること

二〇二〇年末からのいわゆる第三波の拡大に直面し、蔓延防止と医療提供体制確保が急務となった。そのために、国・自治体の為政者および各政党の政治のパフォーマンスの観点から、二〇二一年一月の第二次緊急事態宣言の発出と、同年二月の自粛要請ではなく義務化を含む特措法改正に向かった。もちろん、特措法の①②③の三つの措置は鼎立しないゆえに、蔓延防止措置・医療提供体制確保措置を強化すれば、生活経済的な「緊急事態」は深刻化する。民衆や事業者が、義務化・制裁化にもめげずに生活経済を維持すれば、蔓延防止・医療提供体制確保的な「緊急事態」が続く。それゆえ、特定業種に絞った時間短縮営業によって、蔓延防止と生活経済安定をなんとか両立させ、蔓延防止措置によって医療提供体制確保を可能とする方策を探った。

こうして、国・自治体は出口のない閉塞で難儀する。もちろん、感染拡大の波は、自然の流行に任せていても、いずれは終熄する。ただし、その波が高く、長くなることは、目的❶を大きく阻害するので、①②の措置を執らざるを得ないが、多かれ少なかれ目的❷を阻害することは避けがたい。

対策がないとき為政者ができるのは、本来は無為無策の非難に忍耐することであるが、何もしないでいることは難しい。為政者には忍耐能力が欠けていることが多い。そこで、アマビエに「神頼み」するか、（知見＝治験が不充分かもしれないが）ワクチン・特効薬などの「科学」に期待するか、非難対象を探しがちである。COVID-19への（主観的・心情的あるいは捌け口的）「対策」としての非難が、民衆のなかから、感染者とその家族、医療従事者、夜の街関係者、出歩く若者や学生・学校・寮、飲み会、外国人などを矛先として選ぶときには、差別という生活経済的な「緊急事態」をさらに深刻化させる（第3章第5節参照）。それは深刻なコロナ対策禍である。それゆえ、生活経済安定措置としても、為政者が自ら非難されるしか方策はない。[17]

実際、安倍晋三前首相は、不休の対策のなかで病気が再発して辞任した。「病を押して対策に尽力した」というイメージによって、辞任表明は二〇二〇年八月から九月の内閣支持率回復にも寄与した。しかも、失政や政権運営の行き詰まりを理由とする辞任よりは、本人の政治延命にも有効である。国・自治体の他の為政者も見習うことができる。[18] 為政者の最大のCOVID－19対策は辞任することなのであるが、できるだけ効果的に使う必要がある。単に辞任ドミノだけでは、対策の費用対効果は激減してしまうからである。

2 玉突きの閉塞

†災害行政対応と組織間連鎖

COVID－19対策に限らず、災害対応行政は、多数の既存の組織・団体の自律的な相互調整が不可欠である。権力集中に基づく災害行政組織が司令塔機能を果たすためには、司令塔が、多数の組織・団体間の調整を差配しなければならない。実際には、そのような司令塔が膨大な数の組織・団体の調整を意図的に果たすことはできない。そのため、災害対策本部や災害復興官庁のような災害行政組織が何らかの介入を、ある組織・団体に向け

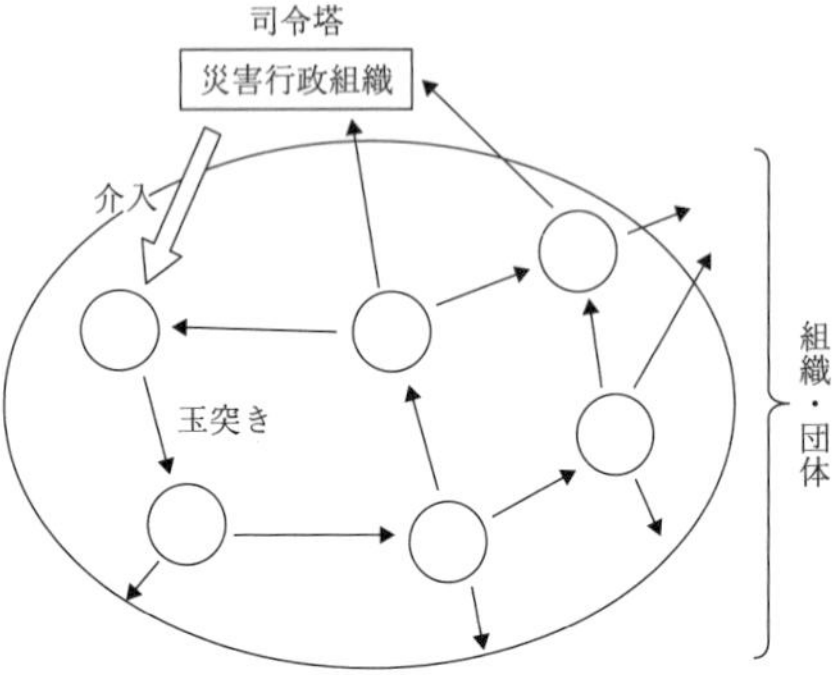

図1　災害行政組織の介入がもたらす組織・団体間の意図せざる玉突きの相互作用

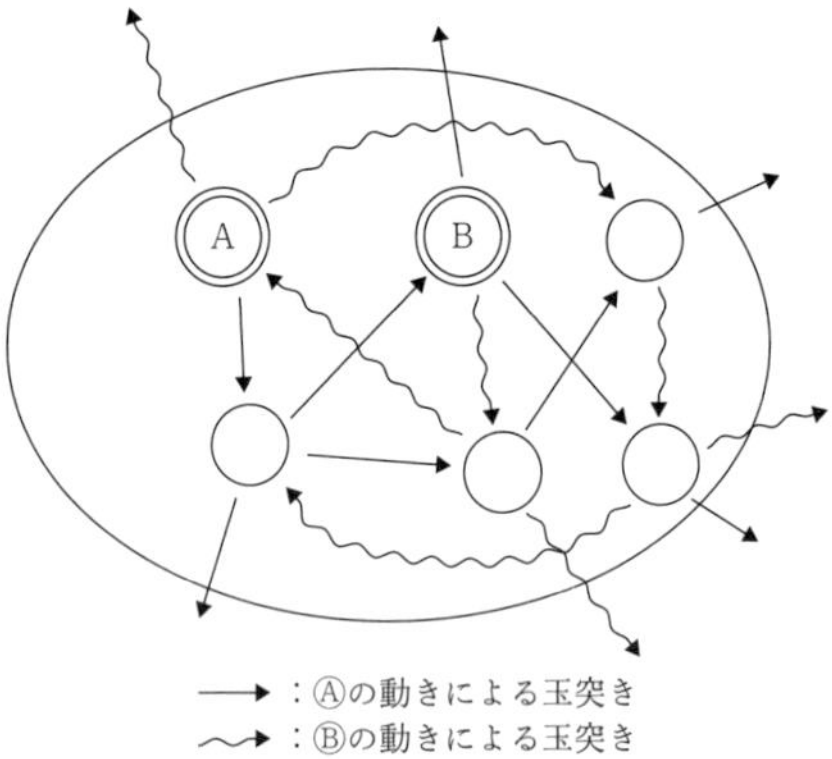

図2　組織・団体間の自律的な相互調整における玉突きの波及効果

て行うと、組織・団体間の相互作用が、玉突きに意図せざる波及をもたらす【図1】。組織・団体間の自律的な相互調整においても、こうした波及効果は生じる【図2】。

災害行政対応は、多数の組織・団体間で相互作用を玉突き的に生じさせる。ある組織・団体での問題解決は、ときには、他の組織・団体に問題を転化（嫁）しているだけかもしれない。しかし、当該組織・団体としては、当座の対処をしなければならない。このような影響の波や、あるいは、その反動波のなかで、災害行政対応は進んでいく。あちらを立てればこちらが立たずという、ディレンマ・トリレンマの閉塞の下に置かれている。

†学校・家庭・児童ケア施設の玉突き

(1) 安倍首相の一斉休校要請

すでに述べたように、安倍晋三首相は二〇二〇年二月二七日一八時半頃に、新型コロナウイルス感染症対策本部会議の席上で、突如、三月二日からの全国一律の小中高校の一斉臨時休校を要請した[19]。また、仮にこうした一斉要請がなくても、感染者が判明した場合には、個別の学級閉鎖・休校は、自治体の選択肢としては充分にあり得る。実際、安倍首相の要請前にも、一部自治体では休校措置を決定したところもある[20]。小中高校は基本的には公立学校であるから、自治体にとって難しい問題である。

(2) 小中高校の不要不急性

感染を抑えるために、閉鎖空間・至近距離・一定時間以上に接するような機会を避けることが必要であると、当時からすでに考えられていた[21]。その意味では、学校・教室はその一つである。もっとも、およそ世の中で三密空間はたくさんある。全ての経済社会活動を止めて自宅・自室待機になっては、社会経済は成り立たない[22]。ライフラインなどの必要不断の活動は維持しなければならない。さらには、通常の会社・役所の活動も完全には止められない。結果として、感染症対策は「不要不急」の活動をえぐりだすことになる。

小中高校の一斉休校要請とは、要するに、小中高校での教育活動は不要不急であるとした政策判断である。感染リスクは、初等中等就学齢に限られないのであって、高齢者などの集まる施設、例えば、老人病院、老人ホーム、老人保健施設、デイサービス施設などを休止・閉園にする必要もあるかもしれない。しかし、これらの施設を閉鎖すれば、高齢者のケアをどう確保するのか、という大問題が玉突き的に発生しよう。それゆえに、高齢者ケア施設に閉鎖を要請することはできない。

子ども世代であっても事情は同じである。そのため、保育所・幼稚園・学童保育（放課後児童クラブ）などの閉鎖を、首相は要請しなかった。ある意味で当然であって、これらは児童ケア施設であって、不要不急ではない。保育所・学童保育は、基本的には保護者が子どものケアをできないから、必要至急かつ不断なのである。これらが閉鎖すれば、保護者がケアをするしかなく、保護者の社会経済活動が停止してしまう。幼稚園は、名目上は教育施設であるが、実態は、幼保一元化から子ども子育て新制度に至ったように、基本的には保育所と同じく児童ケア施設である。

(3) 児童ケア施設としての学校

学校は教育施設であれば、不要ではないかもしれないが、少なくとも可断・不急である。実際、学校には夏冬春という長期休暇がもともとあるので、活動不断が前提とされてはいない。その意味では、「一斉休校」も「春休みの前倒し」である。[23] 春休みが長くなるだけならば、大して問題はない、ように見えるかもしれない。もちろん、節目の卒業式などができなくなるのは残念なこともあろうが、時期をずらして行うことも不可能ではない。しかし、こうした教育の建前が弊害を玉突き的に生むのである。

なぜならば、小中高校は実態としては、児童ケア施設の面をも持っているからである。保育所・学童保育を閉鎖できないのと同じように、特に小学校も実態としては閉鎖できない。小学校を休校にした場合、特に低学年の場合には、結局、保護者が自宅でケアをするしかない。[24] 会社に子どもを連れて行けば、満員電車やオフィスで感染リスクに晒すだけだからである。こうなれば、大人の経済・行政活動に深刻な制約要因になる。[25] 国は、一日八〇〇〇円程度上限の休業補償で保護者の休業を奨めた。しかし、経済にも財政にも負担になることは避けられない。

それゆえ、小学生でも学童保育（放課後児童クラブ）で預かるしかない。ところが、学校は教育施設であるという建前のもと、広大な空き教室や建物があるにもかかわらず、学童保育の物的環境は狭隘である。また、教員定数は確保されているが、学童保育者は充分に確保されていない。結局、学童保育を、学校教室を利用し、学校教員の手を借りて、行うことになる。結局、学校を不断開校しているのと同じである。それならば、休校しないまま、自宅待機・不登校を奨励する方がよいかもしれない。

つまり、実態として、小中高校が児童ケア施設として機能してきたのである。例えば、学校給食が子どもの栄養保障の最後の砦にもなっている。むしろ、教育の建前のもとで、学校に長期休暇があること自体が問題なのであろう。もちろん、児童ケア施設としての色彩は、中学・高校と年齢が上昇するに連れて減って行く側面はあろう。とはいえ、エネルギーの余っている中高生学齢を「青少年健全育成」の観点から、学校に大量収容しているのかもしれない。

（4）教育施設という建前の迷走

権力集中した政権が、学校に対して権力を揮ったことで、玉突き的に様々な問題が浮上した。

第一に、小中高校は教育施設としては、不急ではあるが、必要であるという建前を維持すると、厄介な問題が起きる。端的に言えば、「学習の遅れ」論である。[26] そのため、長期休校によりできなかった教科指導を、後で「取り戻す」という話にならざるを得ない。当初の想定のように、休校期間が二週間であれば、その分を取り戻すだけで済む。しかし、感染蔓延の状況によって、休校・登校抑制はさらに延長された。[27] オンライン授業ができた学校・児童生徒と、そうではない学校・児童生徒との格差が生じた。こうして、玉突き的なしわ寄せは益々大きくなる。再開後の学校は、さらに大きな負担を抱え込んだ。

第二に、教育施設を前提に、集団的な授業を登校させずに実現する手段として導入されたのが、オンライン授業である。オンライン授業は、むしろ大学で一般化した。しかし、小中学校・高校でもオンライン授業の工夫が為されている。同時双方向型のオンラインを活用した学習指導や、同時双方向型オンラインと録画動画の視聴と登校との組み合わせや、動画の配信、クラウド型学習管理システム、メールを経由した課題の配信・提出とやり取りなど、いろいろな形態がある。オンラインを使っても、対面授業と同じように児童生徒の顔を確認する、というスタイルである。[28] これらの結果として、情報技術・機材上の格差を顕在化させた。

第三に、教育機能を確保すればよいのであれば、学校に登校させて集団的に教育するのではなく、「個別最適」化として、自宅学習で代替する方向に行くこともあり得る。仕事でテレワークが推奨されるように、「宿題（homework＝自宅仕事）」に切り替える。それは、（予備校ではすでに一般化した）映像・放送授業かもしれないし、タブレット端末・学習用ソフトウェアによるICTを活用したデジタル教材かもしれない。実際、Society5.0やEd Techとして、教育にデジタル技術を動員しようというのは、COVID－19以前から政府の経済政策として打ち出されており、ショック・ドクトリン的に推進されなくとも、中長期的には教育は脱施設化＝個別化していくつもりなのだろう。

そもそも、教育・学習は学校だけで行われるのではなく、個人・家庭環境の影響は強い。しかし、自宅学習ができるのは、自宅学習できる家庭環境という文化資本が必須であり、その文化資本を個人が相続する限りである。自宅学習できる環境を整備するという児童ケア方策なくして、こうした「個別最適」化は、普通教育の崩壊と教育格差の拡大を招く。教育へのこだわりが、結果として普通教育の破壊を招くのは皮肉である。

第四に、小中高校が教育施設ではなく児童ケア施設であるという観点からすれば、オンライン授業によって、家庭に児童ケア施設としての機能を転嫁しつつ、教育機能を維持したことは、大問題である。逆に、「個別最適」化によって、普通教育機能が崩壊していくこと自体は、大した問題ではない。より重要なのは、教育施設の建前のもとで、実質的に実現している児童ケア機能が、脱施設化によって失われることである。学校から家庭への児童ケア機能の玉突きが発生している。小中高校の一斉休校で学童保育にニーズが高まったように、学校が教育機能に、こだわればこだわるほど、あるいは、純化すれば純化するほど、本当の必要不断の機能としての、児童ケアが浮上するだろう。

第五に、教育・学習は、学校における教師の教科指導ではなく、生徒間・生徒集団の相互作用の自律・調整という自生的作用によるのであれば、脱施設化＝オンライン化または個別化だけでは、教育機能を維持できないだろう。教師が教えなくても、子どもを集めるだけで、自然と教育・学習は進むものなのである。[29]

(5)「不要不急」の難しさ

ＣＯＶＩＤ－19対策としての鎮静（活動抑制）は、不要不急の活動を、なかば強制的に順位を付けて、明らかにする圧力となる。それによって、慣習や日常で見過ごされてきた不要不急を整理する機会にはなるだろう。安倍首相の判断に従えば、学校施設は、教育機能としてみれば不要不急の最たるものである、ということである。そして、そのことは、逆に、児童ケア機能としては必要至急・不断の活動であることを確認する機会になる。

しかし、ＣＯＶＩＤ－19対策の観点から為される「不要不急」への選別と順位付けは、生活経済や社会文化の観点から、適切であるという保障はない。第3章第1節で見たように、特措法の二大目的は、❶国民の生命・健康の保護、❷国民生活・国民経済に及ぼす影響の最小化、である。❶の観点からの「不要不急」は、❷の観点からの「不要不急」とは限らない。❶の観点からのみの「不要不急」を、政治的または感情的に狙い撃ちすることは、大きなコロナ対策禍も生むだろう。

例えば、観光旅行・テーマパーク・イベントなどは「不要不急」の最たるものかもしれず、国外国内ともに大幅な落ち込みが起きている。確かに、学校教育も、教育施設であるならば、「不要不急」であろう。しかし、社会経済生活文化活動は、こうした「不要不急」に見える活動の編み目で成り立っている。「非常事態」「瀬戸際」で「よく分からない敵との闘い」と称する為政者の方針は、「不要不急」を攻撃し、結果的には、社会生活文化活動を抑圧することにもなりうる。[30]「無用の用」を許容することも、こうしたときこそ❷の観点から重要であろう。

†医療施設と介護施設との玉突き

(1) 医療体制の逼迫

COVID-19は、二〇二〇年一一月以降、新規感染者・重症患者数が増えて、第三波といわれる状況に陥った。そのため一二月に入って、医療現場は逼迫してきた。例えば、旭川市では病院での深刻な集団感染が発生した。大阪府でも病床建設・転換などを進めたが、看護師不足が顕在化した。そのため、他の自治体や自衛隊に応援派遣を求めた[31]。また、神奈川県では、入院優先度を点数化する運用を開始した。これまでは国の基準に従い「六五歳以上」「基礎疾患あり」「妊婦」の感染者は無症状でも原則入院させていた。県独自基準により入院患者が半分に減り、病床の確保につながるという[32]。

こうした事態が、二〇二一年一月七日に第二次緊急事態宣言が発出された背景であった。前述のように、特措法の目的❶は、国民の生命・健康の保護である。そのための手段である緊急事態措置として、①蔓延防止措置と、②医療提供体制確保措置とが、想定されている。①と②は基本的には相関する。蔓延防止が為されれば、患者数は抑制されるので、医療提供体制が確保できる。そして、医療提供体制が確保されれば、適切な隔離・入院・治療が為されるので、蔓延防止にも寄与する。もちろん、①蔓延防止が為されなくても、医療提供を増大していけば、②医療崩壊を回避できる。しかし、このようにうまくいくとは限らない自治体現場の苦境を、総合的・俯瞰的な観点から見てみよう。

(2) 医療崩壊と介護崩壊の玉突き

①医療崩壊を避ける介護崩壊

COVID-19が恐れられているのは、病床・医療機器・医療人員の提供能力を超える重症患者が発生したときに、医療が受けられなくなるからである。また、COVID-19治療に医療資源を振り向けたがゆえに、他の疾患での医療が受けられなくなることである。日本の場合には、大々的な医療崩壊は起きていないかもしれないが、個別的・散発的・地域的に、医療崩壊が起きていないわけではない。

しかし、医療崩壊が回避できることで、問題がなくなるかといえば、そうとは限らない。例えば、北海道札幌市の介護施設では、二〇二〇年四月からの集団感染において、最終的には入所者七一名、職員二一名が感染し、入所者一七名が死亡した[33]。市の検証によると、四月一二日からの初動の段階で感染状況の把握に手間取り、デイケアセンターと入所施設での往来やロッカー共用があることが見逃されて濃厚接触者の範囲を見誤り、疫学的調査が遅れたという。

四月二六日には、入所者から患者が発生し、また、入所者に複数の発熱者がいたため、施設から保健所へ相談の申出があった。ところが、陽性者の入院調整を行っている札幌市からは、市内医療機関の病床が逼迫しており入院調整が困難であり、入院先が決定するまで施設内療養を継続する方針が、翌四月二七日には示された。その後、医師・看護師がわずかに派遣されたもののマンパワーが足りず、介護崩壊という深刻な結果を招いた。事実上の見えない医療崩壊が起きていたために、入院調整が長引き、玉突きで介護崩壊が起きたと言える。しかし、実態は、医療崩壊を防ぐために入院調整を強力に行った結果、介護施設に感染者が滞留して、介護崩壊が発生した。

②介護崩壊を避ける医療崩壊

介護崩壊・家庭崩壊を避けるには、速やかに入院させるしかない。ところが、医療供給体制は、精妙な需給調整と効率的連携を想定して、ギリギリの水準で抑制されてきた。医療現場の過重労働は、ＣＯＶＩＤ－19以前から深刻であった。そこに、プラスアルファの入院需要が発生すれば、医療崩壊は避けられない。

そこで、全員入院ではなく、軽症者・無症状者を病院外に振り分ける。軽症者・無症状者に対して借上ホテルや自宅で療養を行う[34]。それでも、重症者数が増えれば、供給量を超過して医療崩壊が起きる。その場合には、以前ならば重症＝入院とされた患者を、人為的・政策的に「重症ではない」＝入院不要と基準を変更する。この区分変更が、単に医療崩壊を名目的に防ぐだけならば、前述のように介護崩壊・自宅崩壊につながる。

要介護者を入院治療することは、看護師などが介護しながら、医療・看護を続けることでもある。要介護者は、入所・通所・在宅ともに介護サービスを受けて生活しているが、その機能をも病院が担う。院内での介護人材も欠乏している。医療崩壊も起きやすい構造にある。

(3) 医療・介護提供体制の構造

①医療・介護へのアクセスの保障と需給調整

医療・介護サービスは行政による介入が強い。自由診療制(医療)や、「措置から契約へ」(介護)といわれるように、利用者と提供者の関係は市場取引的な側面はある。しかし、均衡「価格」よりも具体的なサービス利用時の自己負担は安価である。それでは医療・介護提供者の経営は成り立たないので、社会保険制度などからの報酬が支払われる。医療費・介護費の増大が社会保障制度の持続可能性を揺るがせているように、民衆全体から見れば、負担は安価ではない。利用者自己負担以外は、保険料・租税から負担しており、総計では民衆負担と事業者収入は同じである。しかし、実際にサービスを受けやすいよう、利用時負担が安価に設定されて、医療・介護へのアクセスが保障される。

利用時自己負担を抑えると、見かけの価格が下がるので、過剰需要になる懸念がある。

もちろん、介護では要介護認定がある。また、利用者がコンビニ受診しても、医師は専門家として過剰診療をしない建前である。濃厚診療に対しては、診療報酬が事後的に支払われないチェックもある。とはいえ、全体的には需要は増える傾向を内在している。そもそも、無保険制度と比べて医療・介護需要が増えなければ、医療・介護へのアクセスが保障されたとは言えない。

政策的に需要を増大させた以上、アクセス実現には供給増加しかない。すると、社会全体では、医療費・介護費が膨張する傾向になる。そこで、保険料・租税負担の可能な範囲内に、サービスを抑える圧力が掛かる。近年の社会保障制度改革は、実態としては、サービス抑制を目指している。とはいえ、単純に費用を抑制するとサービスの質が下がるので、ギリギリの線で提供するように、効率的な医療・介護サービスの連携が図られる。例えば、かかりつけ医に受診させ、専門病院には行かせない。長期・社会的入院を避けるために、急性期が終わったら速やかに退院させ、受け皿として、回復期・慢性期の病院、介護施設、在宅に割り振る。こうした需給調整がうまく行けば行くほど、医療・介護資源は効率的に活用される、はずである。

②感染症パンデミックの発生

こうした医療・介護提供体制のうえに、ＣＯＶＩＤ－19が蔓延した。指定感染症の場合には、治療は原則公費入院であるから、完全な統制経済である。理屈上は需要が増える。[35] 行政が行き先を振り向ける入院調整をしなければいけない。受入先がなければ、需要を公式に引受できない。例えば、受診・入院やＰＣＲ検査の需要が増大しても、そのまま鵜呑みにすれば、検査・入院の供給能力を超過する。そこで、需要を「水際」段階[36]で抑えるしかなくなる。

しかし、水際作戦で医療崩壊を防ぐことは、行き先の目詰まりであって、サービスを受けたい人が逆流する。こうして入所施設の現場が崩壊したのが、前記事例である。本来は、介護施設に必要な医師・看護師などを派遣して、介護施設で介護しながらの感染症医療を確保しなければならなかった。集団感染が発生すれば、介護施設の職員は濃厚接触者になって現場から離れ、また、実際に感染して、供給力が低下する。さらに、そのような厳しい労働環境は、介護職員の心身を蝕み、離職を増やし、加速度的に施設能力は低下する。医療崩壊を避けるための施設内治療を継続するには、供給力の低下を打ち消すだけの膨大な資源投入が必要になる。

とはいえ、医師・看護師を投入できる余裕が地域内にあるとは限らない。[37] 医師・看護師の派遣とは、要するに、介護施設を事実上の医療施設に転換することである。しかし、そもそも、医療崩壊を避けるために水際作戦をしているので、医療現場でも医師・看護師が不足している。したがって、医師・看護師を介護施設に投入することは、少なくとも、地域内の医療・介護提供体制では困難である。地域外からの投入を必要とする。

（4）冗長性と災害行政対応

既存の医療・介護資源を効率的に活用すべく精妙に入院調整をしても、無から有は生じない。そのため、急遽、COVID-19専門病棟を建設する対策はあり得る。あるいは、他の病床を転換することもあり得る。しかし、医師・看護師を急速には育成したり現役復帰させたりすることはできない。他地域や自衛隊への派遣要請で、地域的な急場を凌ぐことが為されているが、あくまで日本国内の総量の範囲内である。また、他の診療科からの病床・物資・人材の転換は、そもそも簡単ではないが、仮にできても、分娩、癌治療など、感染症対策以外の医療崩壊を生みかねない。

限られた資源を効率的に利用することは重要である。しかし、パンデミック対策のように、一時に急速に需要が伸びるときには、ある程度の資源の余裕が日常的に存在していなければ、可能な対策には限度がある。とはいえ、日常的に病院・医師・看護師などを、多重防護的に確保しておくことは、「無駄」とされかねない。行政改革・社会保障改革をすればするほど、感染症危機は深刻になる。日常的に膨大な病院・介護施設があれば、経営難になって維持できない。経営を公金で成り立たせようとすれば、財政危機になる。こうして、構造的に出口のない閉塞のなかで、日々の玉突き的皺寄せの入院調整がなされる。

3　仮想対応の閉塞

†仮想上の災害行政対応

災害行政としてのＣＯＶＩＤ－19対策は、様々な困難にぶつかり、自然の感染拡大・終熄という流行に委ねられる側面が大きい。しかし、そのような無為無策は、様々な不満を生み、しばしば、感染者への差別などを含む排除行動や、非難応酬が起きかねない。為政者ができることは非難を甘受して、責任をとって辞任することなのであるが、利己的な為政者は地位に恋々とするし、そうでなくとも辞任の切り札をも無限ドミノ的に使うことはできない。それゆえに為政者は何らかの対処をする必要がある。その基本は、第1章第2節で見たように、法令への逃避、財源への逃避、学知への逃避である。

COVID-19対策でも、事実としての感染症蔓延防止や、生活経済政策には効果が乏しいとしても、何もしないわけにはいかない。こうして、仮想上（バーチャル）の対応が模索されるわけである。しかし、仮想上に過ぎない対処は、事実としての人間とウイルスの前に閉塞に陥る。

†情報化またはデジタル化（?）への転嫁

（1）COVID-19対策と情報化

高市早苗総務相は二〇二〇年六月九日に、個人番号（社会保障・税番号、共通番号、通称「マイナンバー」）と個人の一つの預貯金口座のひも付け義務化を表明した。福祉目的や景気対策など多様な給付を行うため、全ての国民に「一生ものの口座」を一口座のみ登録する制度に発展すれば、迅速なプッシュ型の給付や行政コストの削減が可能となるとした。また、希望者を対象に任意で、被相続人や災害の際に口座を確認するため、金融機関名の確認に個人番号を利用できるようにする方針も明らかにした。二〇二一年一月召集の通常国会に向けて関連法案の提出準備を進めた。[38]

COVID-19対策の一人一〇万円（特別定額給付金）の給付手続が遅延したことから、対策としてこうした考えが浮上したようにも見える。例えば、自公維三党は、希望者を対象に振込先の口座番号などを事前に登録して国が名簿を作成し、管理する法案を提出する準備を進めた。[39]二〇二〇年一一月になって、ひも付けの義務化は見送られたが、任意で銀行口座とマイナンバーのひも付けをして、その口座を通じて公的給付ができるようにするなど措置が為される。

情報化を進めれば、行政実務が円滑に進むのではないかと期待されるのは、極めて自然なことである。例えば、手紙で連絡していたことに比べれば、電信電話・ファックス、コンピューター通信、さらには、電子メール・インターネットを活用すると、迅速かつ大量に連絡できるようになるからである。

菅義偉政権は、デジタル庁の設置など、デジタルトランスフォーメーション（DX）を政権の重要政策に掲げた。前記の口座連携の構想も、二〇二一年二月国会提出のデジタル改革関連法の一部に取り込まれている。[40]しかし、そもそも、個人番号制度・同カードの導入など、以前から進められていた。

（2）厄災禍とショック・ドクトリン

①ショック・ドクトリン

為政者がもともと行いたかったが、平常時には様々な異論や反論があって、冷静な議論を経ては実現できない案件を、人々の厄災に乗じて、災禍を奇貨として、実現しようとすることは、しばしばみられる。新自由主義的な経済改革を災害に乗じて行うのが、特に「ショック・ドクトリン」と呼ばれる。[41] 日本語では「火事場泥棒」という。火事という厄災禍に便乗して、泥棒のような悪事を働くことである。もっとも、こうした言い回しには、新自由主義的な経済改革や泥棒を否定的に考える特定の政策判断が込められている。価値中立的には「火事場の馬鹿力」という。平常時には発揮されない力が、非常時には発揮されることがある、というたとえである。こうしたことを本書では、広い意味で、ショック・ドクトリンと呼んでおこう。もっとも、災害行政においては、第1章で見たように、平常時にできないことが非常時に急にできるようになることは少ない。

実際にはいろいろな形態があり得る。為政者がもともと行いたくないことは、厄災禍があったからといって実現するとは限らない。そもそも、政策課題として設定されない。しかし、為政者がもともと行いたくないことも、厄災禍の所為で実現してしまうこともある。例えば、一人あたり一〇万円の特別定額給付のような「ばらまき」政策は、日本の為政者は忌避しているが、実現してしまった。為政者が行いたいことが、厄災禍があったからといって実現できるとも限らない。例えば、COVID-19対策の長期休校措置による「学習の遅れ」を奇貨として、一部知事などを中心に「九月入学論」が急浮上した。「九月入

		為政者の意思	
		為政者がしたい	為政者がしたくない
実際の為政・対策	実現する	ショック・ドクトリン 例）新自由主義的経済改革	偶発的対策 例）特別定額給付金
	実現しない	冷静な政策判断 例）九月入学	通常の無策 例）ベーシックインカム

表2　厄災禍における為政者の意思と実際の為政・対策

学論」はもともと、アメリカの学年開始時期に合わせるために、昔から議論はあるものである。しかし、このところ大学入試改革などで混乱を繰り返している政権与党・文部科学省も、導入に伴う費用と混乱に冷静に思いが至り、導入しないことになった。厄災禍のもとだからといって、何でも実現するものではない【表2】。

②特別定額給付金とベーシックインカム（BI）

資産・所得状況に関係なく、全ての個々人に一定金額を給付する構想を、ベーシックインカム（基礎所得保障、以下「BI」）という[42]。BIは、貧困層にも富裕層にも同一金額を給付する意味で、財源の使用方法として効率的ではないと批判される。また、現実的に予算規模を積算すると、莫大な金額になるので、財政的に現実的ではないとも言われる。財政的に可能な程度の金額（例えば年間一〇万円）では、BIとしての用を為さない[43]。仕事がなくても生きていける基礎所得には、ほど遠いからである。

日本の為政者には、もともとＢＩを実現する発想はない。ところが、ＣＯＶＩＤ－19対策における投網型鎮静（自粛要請）のなかで、多くの人々が稼得を失った。そこで、資産・所得状況を問わず、一人一〇万円を一回限りで給付する特別定額給付金が導入された。当初は、所得が以前に比べて減少した世帯に限定した一世帯三〇万円給付が構想され、補正予算が閣議決定まで為されていた。

しかし、すべての人々が自粛を迫られるなかで、一部世帯にのみの選別的給付には批判が集まった。また、執行実務の迅速性・負担性を考えると、減少した所得を個別に算定することは、手続的に容易ではない。一人一〇万円給付ならば、簡単だろうという仮想論である。さらに、個人番号カードなどを利用した電子申請を進めれば、なお一層、迅速であろうという仮想論である。簡単・迅速という思い込みで設計されたがゆえに、期待水準が高まり、実際の執行が「遅延」したように受け止められてしまった。この仮想の期待水準を改めることなく、迅速性を追い求める願望が、情報化・デジタル化への動きとして登場した。

なお、この特別定額給付金は、所得・資産審査を廃したからといって、ＢＩに向けた橋頭堡などではない。最大の差異は、世帯主に世帯全員分の給付を行うという、申請給付手続の世帯主義である。支給金額の計算は人数で積算するので個人主義的にも見えるが、合算した金額が世帯主に給付される。BIは個人単位の支給なので個人主義である。世帯主に合算給付された金額が、個々人に積算通りに分配される保証はなく、世帯内の権力関係次第である。したがって、例えば、受領した世帯主が、世帯員の総額を一存で消費してしまう可能性もある。その意味で、後述する悉皆（しっかい）性を持っていない手続設計になっている。世帯主が世帯員のことを平等に配慮するという仮想論（または家父長主義）に支えられている。特別定額給付金は、パニックの中で生じた一回限りの自公党首会談による偶発的政策に過ぎない。BIをショック・ドクトリンでは実現できない。

③積年の願望

じつは、高市早苗・総務相は二〇二〇年一月一七日に、個人番号と金融機関の預貯金口座を連結する制度の義務化について、財務省と金融庁に検討を要請していた。もともと、二〇一八年一月に開始された現行制度でも、本人の同意を条件に、預貯金口座と個人番号を連結できる。個人資産を正確に把握し、脱税や生活保護の不正受給などを防ぐ狙いである。もっとも、個人番号を提供するメリットは民衆にはなく、預貯金と個人番号の連結は進んでいない。メリットがないがゆえに進まない連結を強制すれば、人々は反発する。それゆえ、総務省は、相続や災害発生時の預貯金引出の負担軽減など、利便性向上を謳う。[44]その思惑のうえに、COVID－19が蔓延し、特別定額給付金が導入された。しかも、申請書がなかなか届かない、電子時代なのに紙の郵便では遅い、諸外国では何の手続もしないですぐに口座に現金が振り込まれた、などの不満が生じる。

そこで、個人番号カードを普及させたい為政者の前々からの思惑もあり、個人番号を利用した電子申請手続も設計した。[45]しかし、電子申請では迅速にはならない。住民（世帯主）情報と、新たに伝達された預貯金口座情報を、突合して確認しなければならないのは、郵送手続と変わらない。むしろ、誤入力・入力漏れなどが相次ぎ、電子申請は市区町村役場の現場をかえって混乱させ、業務の遅延を招いた。そのため、多くの自治体では、電子申請を忌避することになった。そこで、個人番号（つまり住民基本台帳基本四情報）と預貯金口座をあらかじめ連結することが急浮上したのである。ショック・ドクトリンの典型である。

（3）情報化の限界

①住民票と預貯金口座情報

住民基本台帳に掲載されている住民対象であるため、特別定額給付金の支給対象者は明確である。しかし、問題はどのように現金を給付するかである。窓口で本人確認をして現金を手渡す方法もあるが、三密回避のなかでは、窓口手続は避けたい。そこで、基本的には申請書を住所に送付し、世帯主が世帯主名義の預貯金口座情報を記入して返送する手続が組み立てられた。市区町村による国内所在個人の世帯別悉皆把握という、現代日本の行政情報インフラを前提にすれば、この手続がもっとも簡便である。

市区町村は、住民票（個人別）・住民基本台帳（世帯別・世帯主）は持っているが、住民基本台帳・住民票には預貯金口座は記載されていないので、今回の給付金振込のために、預貯金口座情報を入手する必要があったから、個別申請（振込口座情報提供）となった。なお、所得税の確定申告（還付手続）や、年金・手当などで、国や自治体が住民の預貯金口座情報を持っている場合はある。しかし、全住民（少なくとも全世帯主）の情報を持っていない以上、この情報だけでは足りないから役に立たない。また、情報を持っていない人だけ情報を入手すればいいのであるが、そもそも、誰の情報を持っていて誰の情報がないのかを確認するのが手間である。それゆえ、今回のように、郵送申請手続をとるのは現実的にはやむを得ない。

行政情報インフラとして、住民票または住民基本台帳（世帯主）に一つの預貯金口座が記入されていれば、便利ではある。しかし、個人が持つ全ての預貯金口座と住民基本台帳（個人番号）を連結する必要は、現金給付事務においては、全くない。為政者の積年の願望は全預貯金口座の連結ではあるが、それでは過剰である。そこで、現金給付業務に資するという意味で目的手段として正当化される範囲で、立案作業を検討するようになった。高市総務相は、安倍首相に相談した上で概ねの理解を得て、総務省事務方に指示を検討したのである。なお、デジタル化では全くない。

②単発手続の難しさ

世間では、個人番号カードの普及や電子(オンライン)手続化・デジタル化によって、特別定額給付金や災害義捐金のような支給業務などが迅速化されるという「神話」があるが、全くの仮想論である。

電子手続は反復化され、特に目新しい情報入力も必要なければ、要件審査も必要ないときには、迅速化されるかもしれない。しかし、単発作業は、端末に直面して、機種によって読取ソフトがダウンロードできない、暗証番号(署名用電子証明)を失念・失効したり、どのような入力作業をすればよいのか分からず、数回エラーでロックがかかり、結局、人々は電話や窓口で担当者に聞くしかない[46]。

電子手続は、様式の作り方によっては、必須事項を入力できないと手続自体が全く進まない。手続進行の敷居を下げると、同一人物が何回も申請できたり、不正申請が容易になるなど、今度は審査する行政において必要情報が足りない。反復作業ならばシステム不具合も改修できるが、単発手続は電子化でもカードでも面倒なままなのである。[47]反復作業であっても、導入初期には不具合によって改修が不可避であり、安定的稼働までには時間が掛かるのが普通である。

③悉皆性の限界

住民基本台帳自体、自粛で困っているすべての人を把握できない。住民票のない個人は少なからずいるし、その人ほど現金給付の必要性が高い。また、住民票があっても、居住実態に則しているとは限らない。DV被害者のように、必ずしも住民票を移せないまま、対処している場合には大きな問題になる。悉皆性を欠く住民票に預貯金口座が連結されても、問題の解決にならないことが多い。

さらに、住民票を持っている人が、預貯金口座を持っているとも限らない。確かに、多くの日常生活で、預貯金口座は必要になろうが、持たないことも自由である。携帯電話やメールアドレスも、持っている人は多く、持たないと不便であるかもしれないが、持っていない人もいる。要するに、名簿を作成して、色々な欄を設ければ、便利になるように見えて、空欄が増えるだけである。そして、全住民に給付するような悉皆的な事業においては、空欄は致命的な欠陥である。

(4) ひも付け化とデジタル化?

一九八〇年代の納税者番号(グリーンカード)構想から始まった個人番号制度のアイデアは、全個人・事業者の経済状況を把握することが目的であり、当然ながら、全ての預貯金口座と個人番号をひも付けたい思惑を持つ。沿革からも明らかなように、そもそも、このようなひも付けの思惑は、デジタル化とは全く無関係でもある。デジタル化の有無とひも付けの有無とは、全く別の次元である。全ての住民は個人番号とひも付いているが、全ての住民がデジタル化でひも付いているわけではない。

より正確に言えば、日常的に情報がひも付いていればデジタル化の必要はなく、日常的にひも付いていないなかで迅速に手続を進めようとすればデジタル化が期待される、という代替関係にある、と言える。しかし、デジタル化されれば、いったん手続が為されれば、そこで情報がひも付くことによって、「忘れる」能力のないデジタル記憶装置によって、日常的にひも付くことになる。あるいは、ひとたびひも付いた情報の更新も、デジタルを介した手続を経るごとに、自動的に為される。

個人番号は、住民基本台帳を基礎に建て増しされたので、住民票にすべての預貯金口座を記載することで、個人番号と口座とのひも付けは可能である。個人番号カードなどを利用したデジタル化も必須ではない。逆に、経済的自由を確保したい個人は、預貯金口座と個人番号のひも付けは忌避してきた。

個々人の預貯金口座情報を行政が保有していれば、現金給付には便利ではある。例えば、住民票記載の口座に直接に振込ができれば、郵送申請も申請記載の口座情報の確認などの作業も必要なくなる、かのように見える。しかし、これは仮想上の対応である。現実には、単発施策にはほとんど効果がない。なぜならば、ほとんど使われない口座かもしれないからである。日常的にほとんど使われない口座は、本当にその口座に振り込んでよいのか、口座が存続しているのか、様々な確認事務が発生するからである。

もちろん、日常的に名簿情報の管理・更新をしておけば、単発の手続ごとに確認する必要はない。行政情報インフラとは、個別事務ごとの必要に応じるのではなく、一般的・日常的に整備することに意味がある。しかし、使われないにもかかわらず、定期的に口座情報が最新・正確かを、維持更新しなければならない。登録した口座が、閉鎖されることもある。民衆の側も使わない口座の暗証番号は忘れてしまう。

敢えて意味があるならば、今後日本の行政が、すべての住民に対して定期的に現金給付を決断するときである。しかし、ＢＩをショック・ドクトリンで実現する意図はない。結局、コストだけ大きくメリットもない面倒な事務が、厄災禍に便乗して増えるだけである。コロナ対策禍の一種である。

†法令への逃避・再論

(1) 法的措置への力学

①対応と要望の協働

第1章第2節で触れたように、必ずしも満足する成果を上げられていない災害行政対応は、法令への逃避を行う。一方では、法的権限がないという弁明をし、他方では法的権限を拡大する法改正を行う。前者は事実として展開される災害行政対応を改善するわけではなく、むしろ、期待水準を下げるための弁明である。後者も、事実として展開される災害行政対応が改善されるかどうかは判らないが、何らかの対処を行ったという弁明になる。

こうした法令への逃避は、災害行政組織側だけの要因ではない。災害行政対応を求める民衆、関係団体、専門家、マスコミなどにおいても同じ要因が作用する。行政に何らかの対応を求めるときに、法的措置をせよという要求は、一つのわかりやすい対案提示だからである。単純に災害対策を実効的に行えという要求では、抽象的な要望に留まる。法的措置を求めるのは、一見すると具体的で積極的な提案に見えるからである。

②法令への逃避の連鎖

しかし、法的権限の付与は、災害行政対応としては、時間稼ぎに過ぎない。法的権限が与えられたならば、それを適切に発動して、対策の実効を上げるべきという期待になる。もちろん、法的権限の行使が、効果的な政策手段になるかどうかは判らない。しかし、権限を行使しなければ、効果的な政策手段であるかどうかさえ、明らかにならないので、権限行使への要求が生じることがある。そして権限を行使しても、なお効果が上がらない場合には、法令以外の要因に問題を転化することになろう。

しかし、このときも、法令への逃避を続けるならば、すでに与えられた法的権限は、なお不充分である、つまり、実際に必要充分な法的権限がないという弁明になる。それに応じれば、さらなる法的権限の付与を行うに至る。もっとも、失敗を奇貨として法的権限を拡充することは際限がないので、批判や抵抗も生じることになる。いわゆる「焼け太り」批判である。それゆえに、法的権限の付与は無限には許容されない。また、為政者も無限の法的権限の付与を求めない。そして、そのことは、法的権限がないという弁明を可能にする。

（2） 緊急事態宣言の発出

①宣言という手段

二〇一一年三月に発出された原子力緊急事態宣言が、二〇二〇年段階で未だ全面解除されていないなかで、COVID－19感染拡大第一波に関して、特措法に基づき、安倍晋三首相（対策本部長）より、第一次緊急事態宣言が二〇二〇年四月七日に発出された。この第一波は、同宣言の効果かどうかはともかく、なんとか終熄に向かい、五月二五日には全面解除となった。また、夏のいわゆる第二波は、緊急事態宣言を発出することなく、峠を越えた。

しかし、秋以降のいわゆる第三波の拡大が、少なくとも一都三県では、終熄に向かう気配がないまま年末年始を迎えた。結果的には、一都三県知事の声に押されるかたちで、菅義偉首相は二〇二一年一月七日に二月七日までの一カ月間を期間とする第二次緊急事態宣言を発出した。さらに、期間を延長したうえで、三月二一日に解除となった。緊急事態宣言の発出とそれに伴う緊急事態措置は、特措法の付与する法的措置である。

②宣言発出の権限

少なくとも二回のCOVID－19の緊急事態宣言で特徴的なことは、内閣機能強化によって成立した官邸主導・一強体制の国政が「前のめり」で発出するのではなく、むしろ、知事側の要望に基づき、押し切られるかたちで発出に追い込まれたように見えることである。これは分権型社会という観点からは、重要な論点である。

第二次緊急事態宣言が一都三県に発出されたのは、明らかに、二〇二一年一月二日に、小池百合子・東京都知事、黒岩祐治・神奈川県知事、大野元裕・埼玉県知事、森田健作・千葉県知事が、西村康稔経済再生担当相に要望したことが契機である。このほか、大村秀章・愛知県知事や吉村洋文・大阪府知事なども、国に宣言対象区域に入れることを要望した。結果的には、一月七日には一都三県に、一月一四日からは追加的に大阪府・京都府・兵庫県・愛知県・岐阜県・福岡県・栃木県の二府五県（合計一一都府県）に、発出された。

このように見るならば、宣言発出の手続条件として、〈知事から首相への要請〉を加えることが、実態に即していよう。そもそも、首相が自治体と協議もせずに、一方的に宣言できる現行法制は、権力集中による災害行政組織を反映しているが、災害行政運用の実態には即していない。しかし、そのような法改正は二〇二一年二月にも為されなかった。空想的な権力集中と、実態的な責任分散とが、同居しているのである。そして、福岡県の場合には知事が緊急事態宣言の発出を、むしろ望んでいなかったにもかかわらず、国が権力発動の面子を維持するために、あえて対象区域に加えたかのような事態になった。

③自治体権限の可能性

宣言の要件は、法制上は「全国的」と規定されている。全国的課題であるならば、国が全国的に行うにふさわしい。しかし、宣言は区域を指定して発出するとも規定されている。区域限定ならば、当該区域を所管する自治体に権限を授権すれば充分である。その意味では、緊急事態宣言の発出権限を、はじめから知事に授権しておくことも選択肢の一つではあった。実際、災害対策基本法の本則では、避難勧告・指示や警戒区域の設定は、市町村の権限であるように、権力分散している。

ただし、このとき、知事が宣言を発出しないときに、首相にも発出の並行または代行権限を認めるか、あるいは、首相が知事に要請または指示をできるようにするか、という論点が生じるだろう。また、知事に発出権限が付与された場合、知事が権限謙抑ではなく権力誇示に傾くと、宣言が濫発される恐れもあろう。その意味では、首相と知事に相互牽制と相互了解を盛り込み、どちらかの単独の意思では発出できないようにすることが、適切かもしれない。つまり、首相が発出するならば知事の要請を要件にし、知事が発出するならば首相の同意協議を要件にする、などである。これが、対等協力型の権限配分であろう。しかし、災害行政組織の権力集中の指向性からは、このような法改正は為されない。

もっとも、実際には、特措法と無関係に、首長はそれぞれ事実上の「緊急事態宣言」などを発出してきた。これは、具体的な法的権限に基づかない、単なる一般的意思表明である。独自宣言に基づいて、特段の義務が住民・事業者などに課されるわけではないから、行政法学的には問題ないとも言えるかもしれない。しかし、行政学的には、宣言に伴って、法制上（de jure）ではなく事実上（de facto）（権限ではなく情報・財源など）とはいえ、住民の行動変容を目指す以上、権力行使であることには違いがない。であるならば、条例によって首長の権限を明確にしておくことも、特措法改正とは無関係に、必要であった。

(3) 二〇二一年二月特措法・感染症法改正

①特措法改正内容

ＣＯＶＩＤ－19の感染第三波に直面して、前述のように、二〇二一年一月七日に第二次緊急事態宣言の発出を行ったが、それに留まらず、特措法・感染症法・検疫法の改正が、二〇二一年二月三日になされ、二月一三日に施行された。

特措法改正の概要は以下の通りである。

(1)特定の地域において、国民生活・国民経済に甚大な影響を及ぼすおそれがある蔓延を防止するため、「まん延防止等重点措置」（いわゆる「まん防」、以下、防止重点措置）を創設し、営業時間の変更等の要請、要請に応じない場合の命令、命令に違反した場合の過料を規定する。

(2)緊急事態宣言中に開設できることとされている「臨時の医療施設」について、政府対策本部が設置された段階から開設できることとする。

(3)緊急事態宣言中の施設の使用制限等の要請に応じない場合の命令、命令に違反した場合の過料を規定する。

(4)事業者・自治体に対する支援を規定する。国・自治体は、事業者に対する支援に必要な財政上の措置、医療機関・医療関係者に対する支援等を講ずるものとする。国は、自治体の施策を支援するために必要な財政上の措置を講ずるものとする。

(5)差別の防止に係る国・自治体の責務規定を設ける。

(6)新型インフルエンザ等対策推進会議を内閣に置く。

②感染症法改正内容

感染症改正の概要は以下の通りである。

(1)新型コロナウイルス感染症を「新型インフルエンザ等感染症」として位置付け、同感染症に係る措置を講ずることができることとする。

(2)国や自治体間の情報連携として、保健所設置市・区から都道府県知事への発生届の報告・積極的疫学調査結果の関係自治体への通報を義務化し、電磁的方法の活用を規定する。

(3)宿泊療養・自宅療養を法的に位置付けた。新型インフルエンザ等感染症・新感染症のうち厚生労働大臣が定めるものについて、宿泊療養・自宅療養の協力要請規定を新設する(検疫法上も、宿泊療養・自宅待機その他の感染防止に必要な協力要請を規定する)。

(4)入院勧告・措置を見直す。新型インフルエンザ等感染症・新感染症のうち厚生労働大臣が定めるものについて、入院勧告・措置の対象を限定することを明示する。また、入院措置に応じない場合または入院先から逃げた場合に罰則を科する。

(5)積極的疫学調査の実効性確保のため、新型インフルエンザ等感染症の患者等が質問に対して正当な理由がなく答弁をせず、もしくは虚偽の答弁をし、または正当な理由がなく調査を拒み、妨げもしくは忌避した場合に罰則を科する。

(6)緊急時、医療関係者・検査機関に協力を求められること、正当な理由なく応じなかったときは勧告、公表できることを規定する。

③法的措置の時期

法改正の趣旨は、「新型コロナウイルス感染症への対応は現在進行形であるが、国民の命を守るため必要な見直しは速やかに対応していく必要があるところ、現行制度の下で取組を進める中で得られた知見や経験を法制度に反映させ、感染の早期収束につなげていくことが重要である。このような考え方に則り、今般、現下の新型コロナウイルス感染症対策の実効性を高め、より確実に取組を推進するため」とされている。(48) つまり、第一に、対応経験の法制への早期反映と、第二に対策の実効性の強化とが、改正趣旨である。

第一は場当たり的な趣旨である。国は、当初、法制上の検証は感染症蔓延が終熄してから行い、必要な法改正もする予定であった。したがって、必要な見直しを速やかに対応する意図はなかった。また、法改正を合理的に進めるためにも、その方が良いかもしれない。もし、速やかに対応する判断であれば、第一波が終熄したのち、あるいは、首相交代に伴う召集国会において、第二波をやり過ごして、感染症蔓延が一息ついていた時期に、法改正をしたであろう。実態としては、第三波への対応が求められ、まずは旧法に基づき緊急事態宣言を発出し、第三波が下降局面に入ってから、法改正を行った。

この意味するところは、法的措置とは、将来の問題解決のための手段を用意することではなく、問題が起きてから、問題解決のための何らかの対策が求められるなかで、仮想的に為されるものであることが判る。仮に、二〇二〇年の夏から秋に法改正をしてしまっていれば、二〇二〇年末から国がすべきことは、改正法に基づき法的措置を執ることに、つまり、いきなり土俵際に、追い込まれてしまう。しかし、法改正をしていなければ、まず法改正し、その後、法的措置の発動の是非を判断するという、二枚腰の対策ができる。

④法的措置の実効性

第二については、事業者や感染者・疑似者などへの対応を行う自治体からの要望が、なかったわけではない。実際、旧特措法は要請・公表どまりとされていた。法的な仮想対応で実効性を強めるとすると、法的強制となる。つまり、義務化と罰則または行政命令・過料などによる実効性確保である。当初、政府提案では罰則が盛り込まれていたが、国会前での与野党協議によって、罰則から行政命令・過料方式に修正された。

もっとも、罰則・過料などの強制措置がないことにより、重大な支障が出ていたという立法事実も示されなかった。感染症対策は、人口のなかでのある程度の比率での望ましい行動変容が為されていれば問題はないし、逆に言えば、かなりの人々が一向に行動変容をしないのであれば、行政には対処の能力はない。

むしろ、「自粛警察」「帰省・来県忌避」など、民衆間の「実効性」は、罰則・過料がなくとも高かった。それよりも、民衆の相互監視と排除の弊害の方が大きかった[49]（第3章第5節参照）。他方、行政は、調査拒否・検査拒否・入院拒否・逃亡で困ったというよりも、調査・検査・入院希望者に、調査・検査・入院できる能力がなかったことの方が、実効性を落としていた。実際には保健所に電話をしても検査を受けられなかった。感染者数が急増すれば、疫学的調査を止めざるを得なかった。入院希望者に入院調整ができず、宿泊療養・自宅療養を依頼せざるを得なかったのである。その意味で、仮想の上での法的実効性の確保は、事実の上での実効性確保を全く意味しなかった。

(4) 法的措置の仮想性

①緊急事態措置の限界

前述の通り、特措法の緊急事態措置は、①蔓延防止措置、②医療提供体制確保措置、③生活経済安定措置を規定している。

ところが、生活経済安定措置の法制的内容は貧困である。すでに繰り返し触れているようにこれは、自然災害などで一時的に市場経済が混乱しているときに、現物給付を行う配給＝統制経済である。当然、このような統制経済が、現実的には、長続きするはずはない。つまり、特措法では生活経済の安定を実現できない。しかし、二〇二一年二月の改正でも対処はされなかった。

実際、第一次緊急事態宣言時においても、「新型コロナウイルス感染症緊急経済対策〜

国民の命と生活を守り抜き、経済再生へ〜」(二〇二〇年四月七日閣議決定、同年四月二〇日変更)が出され、各種の現金給付が不可欠であった。自粛経済では、市場経済が混乱して生活経済が成り立たないのではなく、自粛によって民衆・事業者の資金不足が生じることが問題なのである。しかし、特措法には、そうした現金給付を国・自治体の為政者に義務づけることがない。改正後であっても、単に、「財政上の措置を講ずるもの」だけであり、為政者が予算の範囲内で、給付するかもしれない、というだけなのである。

②営業制限と現金給付

営業自粛を要請しても応じない理由は、経済生活のためというものである。就労第一社会では、生活保障を行政が支えることはなく、働く自助が前提になる。それゆえ、感染拡大防止という大義を示しても、休業・時間短縮には合利的な事業者は応じない。それゆえ、休業・時間短縮要請を実効的にするためには、要請に応じることが合利的であるように、現金給付をすることが考えられる。もちろん、公共の福祉に基づき、休業・時間短縮を法的に義務づけ、違反取締・制裁を行えば、無償で実効性を確保できるかもしれない。しかし、その場合、特段の落ち度もないのに、無償で営業制限に追い込まれた事業者の生活経済の問題が生じる。それゆえ、第二次緊急事態宣言に伴う時間短縮要請に対しても、それに応じた事業者に月額一八〇万円（日額六万円）の現金給付を行うこととなった。

もっとも、飲食店への直接的な時間短縮要請を力点とするが、蔓延防止措置としては、民衆の幅広い活動低下が想定されている。市場経済のもとでの生活経済は、多方面の網目状の相互取引により経済循環を形成している。したがって、緊急事態措置で影響を受けるのは、直接的な制限対象事業者だけではない。例えば、テレワーク率が高まれば、交通費・交際費など外出に伴う消費活動が低下する一方、自宅での食事・光熱・通信などの消費活動が増え、事業者は職場での光熱費などが減るかもしれない。時間短縮とは関係ないが、日中のオフィス街での飲食・コンビニなどは、売上が下がるかもしれない。すると、アルバイトが要らなくなるかもしれない。このような経済循環を見込んで、現金給付を計算することは至難である。

つまり、特措法の生活経済措置は不充分であるが、蔓延防止措置と生活経済安定とを両立させようと、営業制限（自粛または規制）と制限事業者への金銭給付をセットにするだけでも、充分とは言えない。結局、第一次緊急事態宣言のときと同様に、事業者と個々人に、営業・労働制限の状況とは無関係に、生活困窮世帯に向けてセーフティネットを提供せざるを得ない。個々の緊急事態措置に合わせて細かく設計することは、実質的には無理であろう。ただし、広い対象への給付には莫大な財源が必要であり、財政的には容易でない。

仮想上・法制上で義務づけても、事実上での財源は湧いてこないからである。

†仮想対応の果て

(1) 防止重点措置

①発動の曖昧性

第二次緊急事態宣言は、二〇二一年三月二一日に全面解除となった。第三波が完全に終熄した訳でもなく、また、変異株による新規感染が増加して「リバウンド」や第四波が懸念されているなかで、解除することへの批判もある。しかし、語義矛盾的に「緊急」が長引けば、「宣言」という言葉による行動変容への実効性は下がり、「気の緩み」は不可避である。また、三密回避・手指消毒などの基本動作や、営業時間短縮やマスク着用くらいしか手段がなく、漫然と宣言を続けていても打つ手がない。また、その程度の対処ならば、改正法で導入された防止重点措置により、宣言の有無にかかわらず、集中的な対策が可能になったからである。

対象区域は、緊急事態宣言は都道府県単位である。一方、防止重点措置は、政府が対象とした都道府県の知事が、市区町村など特定の地域を限定できる。

適用目安はともに曖昧である。実際の運用では、多数の数値指標を用いて「ステージ」

が設定されているが、総合的に判断しているのであって、個別の指標やステージが適用基準になっているわけではない。宣言は、感染状況が最も深刻な「ステージ4」に相当するかどうかが目安とされているが、実際にはステージが下がっても解除されるとは限らない。防止重点措置は、「ステージ3」が想定されているが、感染が局地的に、急速に広がっている場合は、「ステージ2」での適用もあり得るといわれている。そもそも、下降局面と上昇局面では、数字が同じでも意味が違うのである。特措法に基づく政令により、防止重点措置の要件が規定されている。それによれば、新規陽性者数などの状況を踏まえ、都道府県で感染の拡大のおそれがあり、医療の提供に支障が生じるおそれがあると認められること、とされている。法令はほとんど基準としての機能を果たしていない。

②常態への回帰

防止重点措置のもとで、都道府県が飲食店などの店舗や施設に対して行うことができる措置は、以下の通りである。⑴従業員への検査受診の勧奨、⑵入場者の整理、⑶発熱などの症状がある人の入場の禁止、⑷入場者へ感染防止のための措置の周知と、それを行わない人の入場禁止、などである。

こうして、権力集中の指向性に基づく災害行政組織・対応である〈緊急事態布告＝対策本部＝非常時集権方式〉は、実質的に放棄されるに至った。結局、感染症法にあるような具体的な蔓延防止措置を拡大し、営業規制方策を工夫するという、現場行政の地道な災害対応に委ねられる。新たな常態への回帰である。危機管理に強い災害行政組織を仮想したものの、現実の流行の前では空振りを続けたのである。

(2) 命令・過料

①「ミニ官邸」の災害行政対応

仮想対応としての法的措置は、法改正までで留め、発動しないことが合理的である。実際の発動は、次の対処の必要性が生じたときのために温存するのが普通である。しかし、権力集中の指向性に基づく災害行政対応を好む場合には、「前のめり」で権力を行使しようとするだろう。国・官邸は、ＣＯＶＩＤ‐19で相当に学習し、権力集中の空想が役に立たないことを学びつつあるが、自治体・知事という「ミニ官邸」は、小さな権力集中に固執することもある。

例えば、東京都は、営業時間の短縮要請に応じていない飲食店のうち、正当な理由がないと判断した二七の店に対して、二〇二一年三月一八日に、特措法に基づく命令を全国で初めて出した。東京都は、飲食店などに対し、営業時間を二〇時までに短縮するよう要請している。これに応じていない一一三の店には、特措法第四五条に基づいて緊急事態宣言下でのみ適用できるより強い要請を出した。この要請にも応じていない店には、理由を聞くなどの手続を進め、正当な理由がないと判断した二七店に対して、営業時間短縮命令を出した。なお、命令に伴い店名・所在地公表は可能であるが、むしろ客が集中するリスクがあるとして、公表はしていない[50]。

なお、命令に従わない場合、三〇万円以下の過料も可能になっている。都は、営業状況を確認したうえで、違反が認められれば、裁判所に通知して過料を科す手続に入るとしていた。実際には、三月二九日に直ちに過料手続に入った。

②命令・過料の妥当性

命令・過料という履行確保手段の行使には、様々な判断材料がある。第一は、公平性の観点である。時短要請に応じていない店はほかにもあり、なぜ一部にだけ命令が出るのか、という問題である。結局、行政側の裁量の側面が非常に大きい。今回の事例では、「飲食につながる人の流れを増大させ、市中の感染リスクを高めている。加えて、緊急事態措置に応じない旨を強く発信するなど、他の飲食店の二〇時以降の営業継続を誘発するおそれがある」と指摘されたという。二〇時以前ならば市中感染リスクを高めないのか、不服従という自由意志表明に対しては制裁するが、ひっそり後ろめたく営業をすればよいのか、他店に誘発するおそれは本当にあるのか、などの疑問もあり得よう。

第二に、公正性・合法性を確保するために、行政としては営業の事実確認や、応じない理由の正当性の判断など、非常に手間が掛かる。それゆえに、命令対象を絞ることになり、ますます、公平性の観点からの不満を増大させる。

第三に、発動時期の問題である。実際、三月二一日に宣言が解除されるにもかかわらず、一八日に命令を出すこと自体に、ほとんど抑止効果の意味はない。むしろ、宣言解除前に権力発動を抜け駆けするようなものである。他方で、宣言初期に命令を出すには、そこまでしなくても良いのではないかという考慮が働き、また、要請に従わない営業時間の累積も少なく、命令を発動するほどの状態とは言えないので、それも困難である。

第四に設計の問題である。営業時短に応じないのは、飲食店への負担が過重、かつ、それ以外の対策が不充分という不満、従業員の雇用の維持、店舗・会社の存続などが、理由となる。生活保障や財政措置の不充分さが、命令・過料を必要とする事態を生んでいる。

4 生活・経済・財政の閉塞

†災害財政と日常性

「一〇〇年に一度」と称する「異常」な厄災禍が毎年のように起きている。毎年のように起きるのは異常ではなく「日常」「平常」のような気もする。しかし、同じタイプの厄災禍が毎年に起きているのではないとも言える。

二〇一一年三月には東日本大震災があった。震災自体は毎年各地で起きているし、一九九五年には阪神・淡路大震災が起きたのではあるが、万単位の死者・行方不明者が出たのは、実質的には関東大震災(一九二三年、死者・行方不明者一〇万人超)以来なので、「一〇〇年に一度」は過剰な表現ではない。なお、原子力発電所のINES(国際原子力事象評価尺度)レベル七(苛酷)事故は、日本では有史以来初なので、「二〇〇〇年に一度目」ではあるが、「一〇〇年に一度」かどうかはわからない。疫病・感染症大流行も、それなりに起きているが、世界的な規模となるとスペイン風邪(一九一八〜二〇年、日本の死者四〇万人弱)以来である。その意味では、「一〇〇年に一度」と言えば言える。

要するに、一〇〇種類の厄災禍があれば、毎年のように「一〇〇年に一度」の厄災禍が起きる。厄災禍が五〇種類であれば「ビエンナーレ」で、三〇種類であれば「トリエンナーレ」で、二五種類であれば、「オリンピック・パラリンピック」のように、出現するわけである。厄災禍の原因を問わない「オールハザード・アプローチ」に立てば、何らかの厄災禍は「毎年に一度」であり、「日常」「平常」である。

実際、戦後日本の地方財政における災害対策は、敗戦直後に災害が頻発したこともあり、特別交付税によって措置されることになっており、「日常」「平常」の営みである。地方交付税は年度間調整をしないのが原則であるから、地方財政にとっての厄災禍は、毎年度に発生するという考え方に立っている。しかし、個別自治体・地域にとって、災害が「日常」であることは少ない。地方財政全体にとって災害が日常なのは、災害が発生する地域・自治体が限定されているという想定があるからである。全国的に見れば、毎年どこかに起きているという日常であり、地方交付税に支えられた地方財政が、全自治体の共同財源として、年度内で相互扶助できるという発想である。

逆に言えば、全国規模で災害が生じると、単年度内の日常に回収することは容易ではない。東日本大震災の場合には、被災地は広域であるとはいえ、被災三県に集中していた。それでも、広域避難があったことや、被害額が甚大であったために、通常の地方財政とは別の措置がされている。COVID－19も、第二次緊急事態宣言が発出されたのは一一都府県であったように、感染状況には地域差がある。しかし、営業抑制・自粛経済・外出往来制限が掛かっているため、結局、全国規模の厄災禍になった。このようなときには、なかなか年度内での日常に回収することは難しい。とはいえ、東日本大震災とは異なり、形態としては、通常の地方財政の枠内で処理されている。

†コロナ対策禍としての赤字財政

(1) 財政への逃避

COVID－19対策として、ロックダウン（都市封鎖・自宅避難）にまではないにせよ、外出・往来自粛（制限）、営業自粛（制限）等が執られることで、日本経済は大幅な落ち込みに至った。

鎮静による感染症蔓延対策は、経済への打撃という観点から、過少であったという見方と、過剰であったという見方があり得る。前者は、より強烈な感染症封じ込め対策をして、「ゼロ・コロナ」にすることが、結果的には経済打撃を最小・最短とし、経済回復を最速とするという見解である。後者は、天然痘・ペスト・エボラ出血熱などに比して圧倒的に致死率は低いので、「ウィズ・コロナ」のまま経済を回し続けた方が、経済への打撃は少なく、ひいては、失業・貧窮・絶縁・閉塞に伴う死者（他診療科の治療抑制や経済苦・精神苦による自殺者など関連死を含む）も最小で済んだという見方である。現時点では前者の方が優勢なように見えるが、後者を本音で持つ人も少なくないだろう。これは、検証評価として、政策論争によって、結論が決まってくるだろう。

ともかく、経済転落ひいては国民生活への打撃は深刻であり、その対策として財政出動が拡大している。こうして、災害行政対応は財政への逃避となって現れた。

二〇二〇年度において、三次にわたる補正予算が組まれたが、総額は七〇兆円を超える。東日本大震災復興予算は一〇年間で三〇兆円程度である。二〇二〇年度のわずか一年での七〇兆円とは、東日本大震災とさえ比較にならないくらいの大規模な財政出動である。[51] そして、東日本大震災の場合には、復興増税がセット（今後も増税は継続中）であったが、COVID-19対策予算には租税負担の裏付けはない。[52] そのため、八〇兆円規模の国債増発が為されている。もちろん、経済不況は、財政需要を増やすだけではなく、税収を減少させるから、ただでさえ国債依存を生み出す。そして、不況によって増税の余力がないところに、財政出動を賄うための増税策を入れ込むのであれば、経済対策には全くならない。その限りで、国債依存は不可避とも言えるが、中長期的には深刻な禍いになることは目に見えている。

（2）潜在的な地方財政危機

自治体側は、COVID－19対策のために、国に対して財政措置を要望する一方である。また、地域経済が打撃を受ければ、仮に全くCOVID－19対策に、新たな施策をしないとしても、歳入欠損は生じるから、国に地方財政補塡を求めるのは必然である。加えて、自治体として感染症対策・経済対策・生活困窮対策を打てば、当然に追加の財政措置が必要になる。しかし、このように膨らんだ地方財政は、国からの財政措置が収縮すれば、直ちに地方財政危機に陥る。厄災禍から財政禍へと玉突きが起きやすい。

それがいつ起きるかは判らない。そして、その影響は、基礎体力の弱い自治体から、表面化する。国は、あるいは、世界の金融エリートは、どこかの段階で緊縮財政に転じる。そして、そのときには、地方財政健全化法が想定するような、早期是正のいとまはない。突如として財政破綻が表面化する危険はある。

しかし、自治体には、そのような迫り来る財政危機に、いま、備えることはできない。なぜならば、地域経済と住民生活は、コロナ対策禍の自粛経済によって、すでに厳しい情勢だからである。危機に陥ることは判っているが、それを避ける対策がない。今、財政対策をすれば、今、経済と生活が困窮するからである。

(1) 二〇二一年度地方財政対策の概要

①「古い日常」

すでに述べたように、近年の地方財政対策は、「通常収支分」と「東日本大震災分」とで分けられている。COVID-19対策は「通常収支分」でしかない。前記の通り、厄災禍は「通常」であり、その意味では、「通常収支分」で措置するのが「正解」とも言える。しかし、当初予算で想定し得ないものとして、アドホックに補正予算で財政措置されるのであれば、そもそも地方財政対策の対象にすらなっていない。そこでは、「翌年度の地方団体の歳入歳出総額の見込額に関する書類」(地方交付税法第七条、「地方財政計画」または「地方財政収支見通し」)は作成されない。つまり、年間収支見通しのないままに対策をすることになり、公債依存が計画外に増大し、危機を累積していく。

二〇二〇年一二月二一日付の総務省自治財政局の説明資料によれば、「通常収支分」では「新型コロナウイルス感染症の影響により地方税等が大幅な減収となる中、地方公共団体が行政サービスを安定的に提供しつつ、防災・減災、国土強靭化などの重要課題に取り組めるよう」にすることが、方針として示されている。要するに、防災・減災と国土強靭化という、戦後自民党＝田中派的な「古い日常」のイメージである。

②COVID－19対策ではない

もっとも、COVID－19対策に上乗せして、土建国家の「古い日常」を取り戻す、という意味だけではない。具体的には、

(1)地方財源の確保
(2)地方交付税の確保
(3)臨時財政対策債の増加額の抑制
(4)財源不足の補塡
(5)地域デジタル社会の推進
(6)保健所の恒常的な人員体制強化
(7)まち・ひと・しごと創生事業費の確保
(8)地域社会再生事業費（偏在是正措置による財源活用）
(9)社会保障の充実及び人づくり革命等
(10)緊急自然災害防止対策事業費及び緊急防災・減災事業費の事業期間の延長等
(11)防災・減災、国土強靭化のための五か年加速化対策の推進

⑿防災重点農業用ため池等の防災対策の強化等
⒀地方回帰支援の推進
⒁条件不利地域に対する地方財政措置の拡充
⒂会計年度任用職員制度の平年度化に伴う影響への対応
⒃地方公共団体の資金繰りへの対応
⒄地方公共団体の経営・財務マネジメント強化事業の創設

である。

明らかなように、COVID-19対策としての財政出動は、基本的には対象外であることが重要である。⑹は、確かにCOVID-19で表面化した保健所の過剰なリストラへの反省であるし、将来的なパンデミック（世界的流行）への備え（防災・減災）としては必要かもしれないが、例えば、検査や入院調整で疲弊する目下のCOVID-19対策ではない。実際には、コロナ対策禍として生じた歳入欠損への対策によって、COVID-19対策とは関わりのない「古い日常」の重点課題へ財源確保をすることが、示されている。

(2)「ポスト・コロナ」の「新しくて古い日常」

このように、二〇二一年度地方財政対策の狙いは、じつは、COVID-19対策の充実ではなく、COVID‐19対策禍による歳入不足という「新しい日常」のなかで、従前から想定されてきた「古い日常」の事業を確保することにある。巨額の財政赤字と中長期的な地方財政危機をはらみつつも、COVID‐19対策のためならば、当面の経済対策上はやむを得ないという考え方があろう。しかし、実際には、COVID‐19対策それ自体は限定的なのである。

こうしたコロナ対策を理由とした「新しくて古い日常」という方向性は、二〇二一年度当初予算と併せて「一五カ月予算」を想定する二〇二〇年度第三次補正予算（補正予算第三号）に、示されている。

第三次補正予算（一九兆一七六一億円）の内訳は、

Ⅰ　新型コロナウイルス感染症の拡大防止策＝四兆三五八一億円

Ⅱ　ポストコロナに向けた経済構造の転換・好循環の実現＝一一兆六七六六億円

Ⅲ　防災・減災、国土強靭化の推進など安全・安心の確保＝三兆一四一四億円

である。

Ⅰは相対的に少ない。前記の二〇二一年度地方財政対策の方針は、まさに、Ⅲという「古い日常」を受けたものである。そして、より重要なことは、大半の補正予算は、COVID‐19対策と関係の乏しいⅡに向けられている。あえて言えば、「ビフォー・コロナ」

からの「古い日常」の施策の延長や、「新しい日常」にしたいと為政者が「古く」から考えていた事業を、コロナ対策禍（＝歳入欠損）という「新しい日常」にもかかわらず維持し、あるいは、「ポスト・コロナ」を口実として、ショック・ドクトリン的に進めようというものである。

Ⅱは具体的には、

(1)デジタル改革・グリーン社会の実現
(2)経済構造の転換・イノベーション等による生産性向上
(3)地域・社会・雇用における民需主導の好循環の実現

である。

自治体のデジタル基盤強化もマイナンバーカードも、「古く」から考えられている「新しい日常」に過ぎない。しかし、COVID－19禍を契機として、「デジタル化が進んでいないからコロナ対策が遅れた」などという見解に基づき、加速化をするものである。カーボンニュートラルも、それ自体は重要な方向性ではあるが、COVID－19で苦しむ人には無関係である。[53] そして、イノベーション・生産性向上の提唱とは、一九九〇年代から繰り返し提唱された「古い日常」である。そして、最大の問題は、COVID－19による生活困窮を、民間経済を回すことでしか対処できないという「古い日常」である。

二〇二一年度当初予算も地方財政対策も、基本的にはこの方向性の下にある。それゆえ、コロナ対策禍で苦しむ地域社会の民衆のニーズに応えることはできないだろう。

†生活措置の空洞化

(1) 就労第一社会の(悪い意味での)「強靭」性

①「働きに行け」

第三次補正予算には、ＧｏＴｏトラベル(一兆三一一億円)、ＧｏＴｏイート(五一五億円)などが計上されている。これが示すことは、民衆の生活を維持するには、「旅に行け」「食いに行け」と、落ち込んだ観光業・飲食業の民需を、無理矢理にでも回復させ、それによって、非正規雇用を増やすしかない、という「古くて新しい日常」が経済構造として前提とされていることである。要するに、生活していきたいならば、「働きに行け」(＝ＧｏＴｏトラバーユ(travail))ということである。

生産年齢人口の「古くて新しい日常」とは、「まち・ひと・しごと創生」「一億総活躍社会」や「働き方改革」「生涯活躍社会」に見られるように、働きに行き続ける「就労第一社会」である。ＣＯＶＩＤ－19対策は、有効なワクチン・治療薬が行き渡らない段階では、働きに行かない自粛経済(＝鎮静措置)しか手段がないことが明らかになったにもかかわらず、あえて、不安定・低賃金の非正規雇用を中心とする経済社会を続けるという政策表明である。次のパンデミックにも、脆弱な社会の「古い日常」のままであり続けるという「強靭」性を発揮している。

②全世代型社会保障改革の挫折

二〇二一年度地方財政対策の陰で、二〇二〇年一二月一四日に全世代型社会保障検討会議の最終報告「全世代型社会保障改革の方針」がまとまった。「最後は国が守ってくれる」（二頁）という、全六頁の薄い文書である。

本来は、「現役世代への給付が少なく、給付は高齢者中心、負担は現役世代中心というこれまでの社会保障の構造を見直」（二頁）すはずであった。しかし、出てきた内容も薄かった。不妊治療への保険適用、待機児童の解消、男性育児休業の取得促進という少子化対策であるが、「未来を担うのは子供たち」（三頁）とされるように、未来の現役世代＝負担者を生産する発想である。また、非正規雇用やリストラ・失業が拡大するなかで、育児休業という的を外した施策である。結局、子供を産んで、保育所に子供を預けて、「働きに行く」という「古い日常」の域を出なかった。

（2）就労第一社会における経済優先

①生活と経済の連結性

COVID-19対策で明らかになったのは、自粛経済（鎮静）による雇用収縮が生活困窮に直結するという、日本の就労第一社会の脆弱性である。雇用回復は確かに一つの生活困窮対策ではある。しかし、ウィズ・コロナやポスト・コロナでの、来るべき別の感染症蔓延においても、対策として自粛経済（鎮静）があり得るならば、「古くて新しい日常」のままでは、また同じ轍を踏むことになる。しかし、国も自治体も、コロナ対策禍にともなう財政欠損という「新しい日常」を心配しつつ、なおも、就労第一社会の「古い日常」を変えることなく、財源確保によって脆弱な体質を維持しようとしている。経済優先の対策は、生活と健康と財政とを犠牲にしたコロナ対策禍を生む。

第3章第1節で見たように、特措法は、❶国民の生命・健康の保護、❷国民生活・国民経済に及ぼす影響の最小化、が二大目的である。また特措法は、緊急事態措置という政策手段として、①蔓延防止措置②医療提供体制確保措置③生活経済安定措置の三つを持つ。しかし、これらの二つの目的が両立せず、三つの措置が鼎立しがたいことを、指摘したところである。

そして、特措法制、疫病災害行政、および、その前提となる日本社会経済において、より深刻なことは、❷国民生活・国民経済に及ぼす影響の最小化として、あるいは、③生活経済安定措置として、生活と経済とが一括・連結されていることである。つまり、生活安定のためには経済安定をせざるを得ない。経済安定のために財政に負担を掛ける。そして、経済安定措置をすることが、蔓延防止に逆効果になり、❶国民の生命・健康の保護を困難にする、すなわち、①蔓延防止措置②医療提供体制確保措置を困難にするという、閉塞がある。

ただし、階層格差社会では、階層によって経済と生活の連結性の意味が異なっている。富裕層の経済＝生活は潤沢でも、中下層の非正規労働者・弱小個人事業主・ひとり親世帯などの経済＝生活は困窮である。就労第一社会とは、後者の階層にとっての意味である。国民経済が全体としては維持されていても、中下層の民衆生活はもともと厳しかった。いわゆる「溜め」が乏しかったがゆえに[54]、COVID－19対策に伴う経済＝生活への厄災禍が、より早く、より深く、より長く、及んだのである。

②ロックダウンという選択肢

簡単に言えば、❷の目的を分解して、国民経済に与える影響が続いても、国民生活に及ぼす影響を抑えることができればよいのであるが、日本の場合にはそれができない。

ヨーロッパ諸国では国民の生命・健康の維持のために長期・数次のロックダウンを執り、それに伴って国民経済に深刻な影響を与えても、国民生活を維持できている。つまり、ロックダウンのできる社会である。その前提は法的権限や警察取締力ではない。むしろ、雇用（失業）保険給付、住宅保障、老齢年金・子供手当などの所得保障、バカンス長期休暇、「冬ごもり」習慣、時々起こるストライキ、年間労働時間の短さ、ボランティアセクターの大きさなど、仕事に出掛けずとも、あるいは、市場による財・サービス供給が一時的に滞っても、「巣籠り（スティ・ホーム）」しても、民衆生活が成り立つ社会生活インフラを、日本に比べて相対的に、整備してきたことによる。日本はロックダウン政策を実行できない。法的権限がないからできないのではない。社会生活インフラがないからできないのである。

つまり、日本は、国民経済と国民生活が切り離せない就労第一社会であり、ロックダウンができない。第一次緊急事態宣言下での投網型鎮静は、いわゆるロックダウンではないにもかかわらず、経済＝生活に大打撃を与えてしまった。そのため、二〇二〇年夏以降は「経済を回す」しかなくなったが、これが、蔓延防止や医療提供体制確保とのトレードオフを生じさせる。二〇二〇年末の第三波は、経済と生活の連結性の帰結である。それゆえに、緊急事態宣言の有無にかかわらず、日常的に何らかの自粛経済が続き、結果的には国民生活が困窮化し、ひいては、国民の生命・健康が保護できない。感染症から生命・健康が保護されても、生活苦から生命・健康が保護されない閉塞に陥っている。

(3) グローバル資本主義・市場経済の閉塞

①長期的閉塞

長期的に国民経済と国民生活が切り離されることは、資本主義・市場経済の下では、あり得ない。短期的に、国民経済を鎮静しつつ、国民生活が維持できても、中長期的には、国民経済の基盤なくして、国民生活を維持する措置を執り続けることはできない。

これはヨーロッパ諸国でも同様である。国民生活を維持するためには、国民経済を鎮静させたまま、財政措置による生活保障が必要になるのであり、政府債務は累積するからである。ロックダウン政策は、ヨーロッパ諸国でも長期継続はできず、結局はどこかで解除せざるを得ない。解除すれば感染症がリバウンド（再拡大）し、再びロックダウンをせざるを得ない、というUターン政策の閉塞に追い込まれる。

②構造改革路線の限界

こうした状況に至っているのは、日本の場合には、橋本政権・小泉政権以来の構造改革路線により、非正規ワーキングプアが増大し、不安定・低賃金労働でその日暮らしをする民衆が増えているからである。ヨーロッパ諸国ではサッチャリズム・ネオリベラリズムやヨーロッパ通貨統合に伴う緊縮財政や社会保障抑制であり、世界的には世界銀行・IMFが主導してきた構造調整計画（Structural Adjustment Program：SAP）による。

「仕事第一主義（work first）」によって、仕事せずに福祉給付で生活保障することを蔑視する。福祉（雇用保険給付など）を整備せず、「働け」「自助せよ」「自分に投資しろ」「自己責任をとれ」という社会である。それは、ロックダウン・自粛できない社会であり、感染症が拡大しても経済活動を再開するしかない。特に、エッセンシャル・ワーカーや非正規労働者は、仕事があれば感染リスク、仕事がなければ貧困リスクにさらされる。これに対して、富裕層は、ブルシットジョブ（くずのような仕事）であるにもかかわらず、テレワークまたは対面で感染症リスクもなく、デジタル化で莫大な収益をあげることもある。

仕事をしないでも生活できる社会のためには、強力な財政が必要である。税・社会保障一体改革が目指した「強い経済、強い財政、強い社会保障」のためには、租税負担を大きくする必要がある。[55] ドイツのように従前からの税収が大きければ、COVID-19対策のために消費税減税などの対策も打てる。しかし、現代日本の構造改革路線は、「弱い財政」という遺産しかなく、結局、行政に対処能力はないという閉塞に陥った。[56]

③集中・交流というグローバル化

現代日本は、脆弱な社会保障と停滞する国内需要と乏しい技術革新のもとで、グローバル市場経済に依存してきた。それは、人と物の移動の自由化、外国人材の活用、インバウンド・観光需要依存、中国経済依存などである。いずれも、国際的大量移動を前提とし、COVID-19の世界的蔓延の温床でもある。しかし、グローバル市場経済は、巨大な中国経済を抜きには成り立たないために、ますます、中国依存に陥る構造がある。「地方創生」も内発的発展の地域活性化も、関係交流人口・インバウンド依存という砂上の楼閣であった。また、東京（大都市）一極集中の経済繁栄も、同様である。国際的にも国内的にも、ある程度に交流の規模を抑えても、持続可能な経済構造でなければ、結局は無理であることが露呈された。現代日本の国レベルの経済政策も自治体の地域活性化策も、根本的な限界にぶち当たっている。

④デジタル経済化の加速

COVID-19対策での三密回避・非接触化の動きは、オンライン・デジタル化を加速化した。デジタル化の動きは、それ以前からもあり、特段の新しい現象ではないが、加速化・不可逆化が明瞭になった。もちろん、日本のＩＣＴ企業の技術力では全く太刀打ちできないので、アメリカまたは中国のデジタル・プラットフォーマー支配である。米中両覇権国にとっては、ＧＡＦＡＭ（Google、Apple、Facebook、Amazon、Microsoft）支配か、ＢＡＴＨ（Baidu、Alibaba、Tencent、Huawei）支配かは、覇権争奪においては大きな違いである。しかし、周辺国である日本は覇権国に追従するしかなく、どちらでも同じである。当面は、米覇権国に追従する国政を前提に、自治体や地域社会や民衆はデジタル・プラットフォーマー支配に直面する。

また、情報ネットワークは「ウイルス」に脆弱であり、オンライン化を拡大すればするほど、ネットワーク上のコンピューター・システムの「ウイルス」のパンデミックや、個人情報流出にさらされる。つまり、いつ、デジタル版ＣＯＶＩＤ－19禍が起きても不思議ではない[57]。

5　公表と差別の閉塞

差別防止という行政課題

(1)　法的理念

第2章第2節で触れたように、感染症法前文は、「我が国においては、過去にハンセン病、後天性免疫不全症候群等の感染症の患者等に対するいわれのない差別や偏見が存在したという事実を重く受け止め、これを教訓として今後に生かすことが必要である」としている。差別禁止は行政の基本理念であるが、重要なのはその具体化である。[58]

感染症法が具体的に挙げている反省に即して、例えば、「ＨＩＶ・ハンセン病に対する偏見・差別をなくそう」（政府広報オンライン）がある。それによれば、

(1)人から人にうつる感染症である。

(2)しかし、日常生活における接触で感染することはほとんどない。感染したとしても発病することは極めてまれである。発病しても早期発見と適切な治療ができる。自覚症状がなくても（ＨＩＶはコンドームで）予防は可能である。治療が可能な病気だが、い

まなお、誤った知識を持つ人が多く、偏見・差別がある。正しい知識ではなく、よくある誤解・思い込みが問題を生んでいる。

(3)患者・元患者・家族の置かれた立場を理解することが大切である。患者の「救済」を目的と称してハンセン病隔離政策が採られたが、ハンセン病は感染しやすいという偏見を人々に強めた。その隔離とは、生涯療養所で生活し、親きょうだいと一緒に暮らせず、結婚しても強制不妊をさせられ、実名を名乗れず、故郷の墓に埋葬されず、という一般社会からの隔絶である。

という内容が記されている。

(2) 差別対策の効力限界

行政は、差別問題を是正する対策を執るどころか、隔離政策などによって、自らが差別の原因となってきたこともある。こうした所業は論外であるが、行政が無為無策の中立的態度を採れば、よいというわけではない。積極的な差別対策が求められている。国の偏見・差別対策は、誤って過大に病気を恐れる偏見・差別を否定し、「正しい知識」で対処するという様式である。しかし、こうした差別対策は大きな限界もはらんでいる。

それは(2)を反転させれば明確になる。すなわち、感染しやすい、感染したら発病しやすい、発病したら適切な治療方法（機器・特効薬など）がない、ワクチンがなく、自覚症状がなくてもうつすことがあるので予防困難である、という新型感染症のときに、差別は防げない。排除型の政策枠組では、「正しい知識」に基づいて「正しく恐れて」隔離することは、感染症対策としてはやむを得ない、となり得る。しかし、ハンセン病の経験からは、行政による隔離政策自体が、民衆の間の偏見を強める力学があることが、指摘されている。

もっとも、COVID-19は、その性質上、たまたま(2)で示されているような、「正しい知識」の様式で、差別を防ぐことは可能かもしれない。二〇二一年段階では、もはやワクチンは開発されたので、隔離以外の対策はある。いわゆる三密五場面回避・手指消毒・マスク・小声など予防策はある。感染（陽性化）しても大半は発症しないし、発症しても重症化率・死亡率は低い。発症しても入院加療し、重症化したら集中治療室での処置をすれば、大半は回復する。無症状者・軽症者はホテル・自宅療養で大半は治る。無症状感染者から感染を広げる可能性はあるが、濃厚接触者や感染拡大地域往来者など、感染の恐れがあるときには二週間などの自宅経過観察という時限的隔離で充分である。その意味で、(2)のような「正しい知識」で差別防止は可能なタイプかもしれない。

†情報収集と情報提供

(1) 法的基準

①感染症法

　感染症法によれば、国・自治体は、教育や広報などを通じて、感染症に関する正しい知識の普及、感染症に関する情報の収集、整理、分析及び提供をする。ただし、国・自治体は、感染症の患者等の人権を尊重しなければならない（第三条）。これに照応するかたちで、国民は、感染症に関する正しい知識を持ち、その予防に必要な注意を払うよう努め、患者等の人権が損なわれることがないようにしなければならない（第四条）。

　また、厚生労働省・都道府県は、感染症に関する情報について分析を行い、感染症の発生の状況・動向・原因に関する情報や感染症の予防・治療に必要な情報を、積極的に公表しなければならない。ただし、情報公表するに当たっては、個人情報の保護に留意しなければならない、とされる（第一六条）。

　このように、行政は、人権尊重・個人情報保護に配慮しながらも、積極的に情報提供・公表することになっている。民衆は、人権尊重をしつつも、正しい知識を持って予防に注意を払う。厄介なのは、予防に努めることが、しばしば、患者・保有者との接触を忌避することであり、したがって、行政は患者・保有者との接触の可能性に関する情報公表をする誘因を持ち、行政によって促された民衆の予防努力が、同時に差別行為になりやすい政策構造を持っていることである。

②特措法

二〇二〇年段階の特措法は、国民の自由・権利が尊重されるべきことに鑑み、自由・権利の制限は、対策を実施するため必要最小限とする原則を掲げる（第五条）。そのうえで、基本的には、緊急事態宣言のもとでも、知事による協力要請を行政手段としてきた。後述するように、二〇二一年二月の法改正によって命令・過料という強制措置が可能になったが、あくまで法令への逃避であって、発動には謙抑的であることが想定されている[59]。

すなわち、知事は住民に対し、潜伏期間・治癒期間や発生状況を考慮して、知事が定める期間・区域において、生活の維持に必要な場合を除きみだりに居宅などから外出しないことなど、感染防止に必要な協力を要請できる（第四五条①）。また、知事は、知事が定める期間において、学校、社会福祉施設（通所・短期入所）、興行場などその他政令指定の多数者が利用する施設の管理者や催物開催者に対し、施設の使用制限・停止や催物の開催制限・停止その他政令で定める措置を講ずるよう要請できる（第四五条②）。さらに、施設管理者などが正当な理由なく要請に応じないときは、知事は要請に係る措置を講ずべきことを指示できる（改正前第四五条③）[60]。

知事は、前記の施設管理者への要請・指示をしたときは、遅滞なく、その旨を公表しなければならない（改正前第四五条④）。これは、施設管理者・催事開催者への要請は行政指導にとどまるため、実効性確保手段としての公表を位置づけたものであり、非遵守に至らないように民衆に監視させる予防的・事前制裁的な義務的公表と理解されて、運用されているようである[61]。公表が制裁機能を持つということは、一種の「自粛警察」的な行動を、民衆に期待していることでもある。

もっとも、感染症対策として、非遵守者に対する衆人環視制裁的公表ではなく、民衆が感染防止の観点から利用すべきでない施設について、民衆に対して情報提供をすることにより、民衆が感染予防と蔓延防止のために利用を回避できるようにするため、という弁明も可能である。とはいえ、これでは、行政が当該施設・催事へ行かないことを民衆に促すのであるから、やはり、営業などに対しては制裁的公表であろう[62]。

(2) 公表と行政

①情報という行政資源

行政は、一般的に、情報を収集・処理・提供する。情報は行政資源の一つである。行政と民衆との情報格差は権力を生む。

権力の源泉になるがゆえに情報は、政策執行のための行政手段となる。情報は、行政が民衆(社会・民間)の行動変容をもたらすために使う権力である。権力を行使しなければ、行政は政策目的を達成することはできないから、権力を行使しないことはできない。しかし、権力の源泉であるということは、濫用・悪用の弊害も大きい。それゆえに、行政の情報優位をもたらす情報格差は、民衆の自由・権利への脅威であるから、格差は是正されなければならない。これらは二律背反の要請である。例えば、個人情報保護制度は、政策執行または政策形成における情報利活用のなかで、行政による情報提供を制約する。

濫用・悪用のおそれがあるとは言え、政策執行の局面では、履行確保の観点からは、行政は一定の権力を持つべき、とするならば、政策執行の枠組となる政策形成を適正化するしかない。そのためには、政策形成過程の透明化が不可欠である。つまり、政策形成において行政の収集・処理した情報は、全て民衆も接近できるべきである。政策形成過程における行政と民衆の情報格差の解消が必要である。審議会や国会における公開審議、政策判断基準の事前公表、事後的な情報公開制度・公文書管理制度による行政への牽制など、行政と民衆との間の情報格差の是正が目指されている。

②知識統制としての行政の情報提供

行政は、法的規制、行政処分、代執行または刑罰などの「権力」的行政手段を持つ、といわれる。ここでいう「権力」的とは、法的権力に限定されていることがある。しかし、「権力」的ではない非「権力」的行政手段も利用される。例えば、資金提供、情報提供、人的支援などである。行政学の観点からは、行政手段は相手方に影響を与えるものでなければ効果がない。相手方の行動を変えさせる意味では、法的に「権力的」ではなくても、行政手段は権力的である。つまり、情報によって民衆・社会・民間・事業者の行動変容をもたらすならば、それは権力行使である。

情報提供の仕方によっては、民衆や事業者の行動は変わり得る。注意喚起、啓発、推奨、要請、助言、勧告、指示なども、「あるべき」「よい」ことを行政が権力的・独占的に決定している[63]。行政が認定（受容・需要）した「正しい」知識の権力的な提供である、逆に言えば、行政が認定した「正しくない」知識に基づく民衆や事業者の「悪い」行動を否定する。

政策的に妥当な（「よい」）行動の明示とは、行政によって社会における価値判断を一元化する権力活動そのものである。仮に、「よい」行動をしないことに対して、行政からの制裁がないとしても、「よい」「悪い」という判断を行政が独占している。つまり、個々の民衆に否認・抵抗・拒否の自由を与えない。自由な社会では、反論の自由はあるが、行政はそれを採用する必要はない。行政の判断に不服があるならば、選挙または裁判で変えよ、ということになる。つまり、行政は知識統制をする。知識を統制し、知識を通じて統制する。

③制裁手段としての公表

法的規制・行政処分・行政指導などを行っても、間接強制・罰則・過料・課徴金などによる制裁がなければ、民衆は服従しないかもしれない（履行確保問題）。そこで、日本では制裁手段としての公表が制度化されてきた。つまり、「よい」行動を行政指導などによって行政が一方的・独占的に確定し、「よい」行動をしない民衆・事業者については、「悪い」存在として「公表」する。

もちろん、近代個人主義が想定するように、「強い個人」ならば、公表は制裁にはならない。公表が制裁になるのは、第一に、「悪さ」を行政がお墨付きを与える点で、マイナスの価値を付与しているからである。名誉・評判・評価・プライバシー・人格などへの制裁だからである。第二に、「悪い」（事業者、個人など）に対する、民衆による制裁への行政からの「特許状」「免許」になるからである。一般民衆・マスコミ・ネット遊民は、「安心」して、「正義」による自己正当化ができる。日本社会は、もともと、「村八分」という私的制裁があり得る。そこで、空気を読んで忖度して行動変容する。「悪さ」の行政（「お上」）によるお墨付きを通じて、民衆間の私的制裁にもかかわらず、「公共的制裁」になる。行政的制裁の「民営」化・「民間委託」化、または、「奉仕活動（ボランティア）」化である。

④〈自助〉〈共助〉〈公助〉

公表が、単なる任意情報提供や利益提供サービスではなく、不利益提供・制裁であるならば、権利侵害を考慮した基準が不可欠である。「公共的制裁」へのお墨付きならば、「公共的制裁」への「授権（放任）」とその限界を画定する必要がある、かもしれない。しかし、隠然とした「公共的制裁」は、それゆえに「授権」の限度が不明なことが多い。

まさに、悪い意味での〈自助〉〈共助〉〈公助〉の世界である。まず、行政・権力者・為政者の意図を民衆個々人が忖度し、社会のなかの他の民衆という周囲の空気を読んで、自ら「よい」行動をすべきというのが〈自助〉である。例えば、自粛や自発的マスク着用である。それができない人には、周りの人が「悪さ」を糾弾・是正して〈共助〉をする。例えば、自粛警察、県外ナンバー狩り、糾弾電話、個人情報さらしSNS拡散、投石・貼り紙・締め出しなどである。有形力の行使もあるが、基本は言葉の暴力である。それでも「治らない」ときに初めて行政が行動する〈公助〉となる。例えば、県境検温、一斉休校、特措法による義務化である。

しばしば、法治主義などと称して、〈自助〉〈共助〉は前近代ムラ社会的かつ無責任でよくないので、法令に基づいて明確な基準を定め、それによって制裁の限度を確定すべきという理想論がある。しかし、〈公助〉の導入だけでは、〈共助〉へのお墨付きを与え、〈共助〉を活気づける。日本での〈自助・共助・公助〉は、「村八分」に転落しやすいことに留意する必要がある。仮想論の法治主義は百害がある。

†COVID−19対策における感染状況の公表

(1) 国の方針

①二〇二〇年二月二七日付基本方針

感染症法は、積極的公表を求めているが、一類感染症以外に公表基準はなかった。「一類感染症が国内で発生した場合における情報の公表に係る基本方針」(厚生労働省健康政策局結核感染症課事務連絡：都道府県・保健所設置市・特別区衛生主管部宛、二〇二〇年二月二七日付)は、以下のように規定する。

公表目的は、感染症蔓延の防止と、感染症による健康リスクが個人・社会に与える影響を最小化することである。発生状況などを積極的に公表する。ただし、感染者等に対して不当な差別・偏見が生じないように個人情報の保護に留意する、とある。

公表情報は【参考】として示される。基本的情報は、潜伏期間、感染経路、感染源であり、感染症蔓延を防ぐよう個人が適切な行動をとれるようにするという。感染源との接触歴として、推定感染地域、感染源との接触の有無であり、渡航への注意喚起にもつながる。また、蔓延防止のために、他者に感染させる可能性がある時期の行動歴を公表する。感染させる可能性のない時期は公表する必要はない。公表に当たって社会的影響を配慮し、誤情報が広まることのないよう丁寧にするという。感染者に接触した可能性のある者を把握できている場合には、公衆衛生上の対策を執る。できていない場合には、感染経路（接触・飛沫・空気等）等に鑑みて、感染者と接触した可能性のある者を把握するため、および蔓延防止のために適切な行動等を個人がとれるようにするため、という。なお、誤情報が広まらないよう、症状、感染させ得る接触の有無など正確な情報を発信する、とされる。

②二〇二〇年七月二八日付基本方針（補足）

その後、「基本方針（補足）」（二〇二〇年七月二八日付）が出されている。これによれば、保健所が積極的疫学調査によって収集した情報に基づいて、要因を分析して、その内容を公表することにより、必要な感染防止策がとられるようにしていく、という。つまり、予防のための公表である。

感染者に接触した可能性のある者を把握できていない場合に、感染者と接触した可能性のある者を把握するため、および、感染症を蔓延させないための適切な行動等を個人がとれるようにするため、不特定多数と接する場所の名称、他者に感染させる行動・接触の有無などを公表する。公表には関係者の同意を要さないとされた。感染要因が業種別ガイドラインにある防止策を適切に講じていなかったことが考えられる場合には、不充分だった対応を具体的に広報することで防止策の徹底につなげていく、ともいう。そして、感染者等に対して不当な差別・偏見が生じないように、個人情報保護に留意するという。

以上のような基本方針には、個人情報や差別・偏見への配慮は存在する。しかし、予防に向けた不確定状況を公表することや、予防の失敗の公表は、同時に排除や差別あるいは避難や非難を生み出す構造が存在するので、個人情報保護に留意しても、なかなか不当な差別・偏見は防げないこともある。

（2）公表への力学

①積極論と消極論

当初から自治体は、感染者情報の公表（一般市民への情報提供）のあり方に苦慮してきた。[64]

積極論では、危険な場所・地域・行為を回避して予防できるので、公表は安全確保になるとする。正確な情報を公表すれば、民衆が冷静な判断・行動ができる。また、公表しないと疑心暗鬼を生むので、公表は安心にもつながるという。例えば、大阪府は二〇二〇年一月三〇日から国が公表しない行動歴を極めて詳細に独自公表した。当時、厚生労働省は感染防止に必要ないという立場であったが、しかし、自治体独自判断も許容していた。[65]

消極論では、感染者でもないのに感染者扱いされる、感染者であっても過大に恐れる必要もないにもかかわらず、忌避されるという、風評被害を懸念する。また、詳細な情報によって個人が特定され、行動履歴が暴露されること自体が、プライバシーを侵害する。さらには、公表によってもパニックが起きる恐れはある。

公表すれば疑心暗鬼がなくなるわけではない。どこで発生しているか判らなければ、自分も罹ったのではないかと不安だが、発生場所が分かれば自分はそこに行っていないからと安心できる、という面はある。しかし、発生場所に行かなくても市中感染するおそれはあるので、かえって間違った安心を与える。また、自分は発生場所に行ったので、かえって不安になるかもしれない。もちろん、そのような不安を利用して検査を受けさせることで蔓延防止にもつながるかもしれないが、現実にはPCR検査抑制のため不安解消はできなかった。さらに、検査で陽性になれば、加えて、入院ができなければ、ますます不安になる。

②自治体の責任回避

市町村は、情報を持たなければ、公表要求には抵抗できる。しかし、なぜ、情報提供を都道府県や保健所などの関係機関に求めないのかという批判には応答できない。それゆえ、情報提供を求める傾向がある。その一つが、保健所設置を求めるという動きである。しかし、自治体が情報を持てば、マスコミ・議員・民衆・ネット遊民などから、詳細な情報公表を要求されてしまう。こうして、自縄自縛の公表に至る。

そのなかで、公表しなければ行政への不信を促す。そもそも、一般的には、行政の情報は公開が原則である。しかも、情報開示を求めることは、政策判断への批判ではないので、反論が難しい。行政決定への批判は、政策判断における見解・選好の相違として押し通せば済むが、情報開示の有無は、政策判断ではなく、政策判断の基盤を問うだけだからである。

政治家・行政職員などの為政者は、自らに向けられた非難や追及を逃れるために、過剰に情報公表することもある。公表によって、行政の責任ではなく、感染者・発生施設等に責任を転嫁できる。加害者非人間化や被害者非難である。また、政治責任・行政責任の回避のために、民衆支持の弱い為政者は公表する。民衆支持の強い為政者は、民衆などと一緒になって責任追及する側へまわるポピュリズムもあり得る。民衆からの支持が強ければ強いほど、そうした行動は可能になる。

もっとも、信頼性のある行政ならば、公表をしないことができる。行政は情報を持っているが、個人情報保護・人権などの観点から公表しないのだ、と民衆が受け止めて理解する。行政は適切な情報に基づいて対処をしていると信頼できれば、民衆は過剰な公表を求めない。しかし、それが誤解であるならば、問題は深刻化するから、やはり、公表への要求は生じてくる。

(3) 公表基準

①自治体の対応——都道府県・保健所設置市・一般市町村

都道府県として、例えば東京都は、東京都新型コロナウイルス感染症対策本部で公表する考え方を定めた（二〇二〇年一月三一日決定）。それによれば、（当時の）国は詳しい行動歴などを公表していないが、都は、都民の不安を少しでも解消するため、感染者のプライバシーの保護に充分に配慮しつつ、関係者の同意を得たうえで、風評被害が生じない範囲で、公表範囲を見直すとした。従前の公表内容は年代、性別、居住地（都道府県名）、症状・経過（来日時、症状出現日、受診した医療機関の所在する都道府県名、行動歴（武漢市や中国への渡航歴））であった。このときに、新たに、入国経路、滞在場所（都内・都外）と滞在日が原則公開になった。また、必要に応じて公表するものとして、接触の状況や感染拡大のリスクなどを総合的に勘案し、公表の内容について、個別に検討・判断する（適宜見直し）とした。つまり、実質的に基準はなく、適宜、見直すということである。

さらに、市区町村からの圧力もあり、四月一日から、区市町村別感染者数の公表へ方針転換した。

都内の保健所設置市として、例えば八王子市は、「東京都による新型コロナウイルス感染者数の公表に係る本市の公表について」（二〇二〇年四月三日改訂）を決定した。東京都が「都内患者数が急増していることを受けて、都民により一層の注意喚起を図る観点」から区市町村別患者数を公表すると方針変更したので、市方針を一部変更した。公表情報は、感染者の個別情報（感染確定日、年代、退院等、渡航歴または接触歴）という。

さらに「市民の不安を減少させるための注釈」を付した。それによれば、感染者住所地の町名は、地域で暮らす方々の生活を脅かすような風評を生む恐れがあるため公表しない。感染者は治療を行っているので心配ない。感染者の勤務先・感染ルートは個人情報保護・人権配慮から公表しない。本市保健所が感染者・家族・濃厚接触者には必要な対応はしている。本市保健所が把握する都外発生（都外検査実施）を含むため、都公表患者数と一致しないことがある、などとする。

また、一般市町村では、例えば、多摩市は「多摩市における感染者発生時の公表の考え方」（二〇二〇年四月二〇日）をまとめた。保健所を所管していないので、原則として独自の情報を有しておらず、東京都が公表する情報をもとに市のホームページで多摩市の発生状況を知らせる、とする。

従前、東京都は、大都市の特性として居住地・医療機関所在地・勤務地などが異なる自治体にまたがることが多く、個人特定のリスクが高まり、公衆衛生上の対策に不可欠な感染経路の確認に支障が生じる、人権侵害の危険性が高まる、として、居住地は「都内」に統一し、市区町村単位は公表してこなかった、とする。

しかし、市職員、市関係施設職員、法令上監督権限を有する事業について、保健所から通告された感染者情報の取扱は、感染蔓延防止、市民の健康リスク最小化、安心・安全な市民生活を確保すべき本市の公共団体としての責任に鑑み公表するとした。ただし、個人情報保護法等関係法令に鑑み、感染者個人のプライバシー配慮や、事業者への風評被害の発生防止をすべきであり、感染者個人・当該事業者の同意が必要という同意原則を打ち出した。ただし、特例として、クラスター発生を一例とする市民への感染リスク拡大が懸念される事案は、感染リスクの内容・程度、対象範囲・緊急性など諸般の事情に鑑み、同意がなくても公表できるとした。そして、プライバシーへの配慮から、公表は必要な限度にとどめるとする。

②自治体の二（三）つの立場

自治体には、基本的に、第一に、ある面的な区域に責任を負う公衆衛生・保健当局としての情報公表と、第二に、事業者・施設管理者としての公表とがある。後者は、民間・私営の企業・店舗・劇場・病院・高齢者施設・学校などと基本的に同じスタンスである。

例えば、中野区の「区内における感染者発生時の公表の考え方について」（二〇二〇年七月二九日付）がある。前者としては、都が公表する区市町村別感染者数をもとに、中野区内の感染者数を公表する。後者は、感染者が区施設などの利用者・職員など、区が管理者として対応する必要がある場合、とする。

後者が詳細に規定されており、発生状況などの情報を公表することにより、感染拡大の防止、感染症による健康リスクや個人・社会に与える影響を最小限にとどめ、区民の安全で安心な生活を維持するとする。公表対象は、①区施設等（委託・指定管理を含む）で感染が発生、②区施設等の利用者等が感染、③区職員等が感染、④区が指導監督を行う立場にある施設等で感染が発生（公共性・公益性が高いから①に準じる、当該施設等の同意を要する）、である。

公表内容は、感染拡大のリスクを勘案して必要な情報を公表するものであるが、①施設の種類（施設名称の公表は原則行わない）、②感染者の年代・性別・居住地、③感染者の症状・経過、④感染者の渡航歴・行動歴、⑤公衆衛生上の対策（休業期間など）である。留意事項は、①感染者のプライバシー保護に充分配慮して関係者の同意を得ることと、②濃厚接触の状況や感染拡大のリスクなどを総合的に勘案し、公表内容は個別検討判断することである。公表方法は、記者会見、プレスリリース、ホームページである。なお、疫学調査の結果、濃厚接触者の特定が困難である場合など、公衆衛生上の必要がある場合、感染者や事業者・関係者の同意が得られなくても公表があり得るとする。

また、区内事業所で事業者が公表する場合、関係者の同意、個人情報の保護、人権上の配慮に充分留意するように要請する。これは、後者の立場として同じ事業所に対して、個人情報・人権などを守るため、行政として第三の立場があることを示している。

†コロナ対策禍としての差別・偏見

(1) 公表基準での対処の限界

公表することも、公表しないことも、差別という民衆行動を生じさせ得る。しかも、感染症における忌避行動は、予防や蔓延防止という自己正当化が容易であるために、ナッジ(囁き誘導)が効きやすい。ナッジは、既存のステレオタイプを動員するとき、レバレッジ(梃子の原理による拡大)が働く。行政が公表すれば、公表情報をもとに、行政の裏書きを得たという正当性を帯びて、差別が生じ得る。公表しなければ、公表しないことで詮索が始まり、正しい情報であれ、間違った情報であれ、差別が生じ得る。

しばしば、「根拠の不確かな」「不正確」な情報・知識に基づく差別が批判される。それゆえに、ときとして、根拠のはっきりした、専門的・科学的に正確な情報を公表すればよい、という対策になり得る。しかし、「正確な情報」をもとにしても差別は起き得る。正確な情報をもとにすれば差別は許されるのか、という深刻な問題を投げ掛ける。公表基準をいかに「適切」に「統一」したとしても、問題は解消されない。

また、公表対個人情報保護という枠組でも、対処が難しい。そもそも、感染症法(第一六条）の理念規定では、具体的な公表／非公表基準を示せない。また、個人情報保護制度では、生命・健康・公衆衛生にかかわる情報は開示できてしまう。[66] したがって、個人情報保護制度は歯止めになるとは限らない。

（2）感染症対策と差別・偏見防止の両立

①政策構造の歪み

第3章第1節で述べたように、特措法の目的は、❶国民の生命・健康の保護、❷国民生活・国民経済に及ぼす影響の最小化であり、緊急事態措置には、①蔓延防止措置、②医療提供体制確保措置、③生活経済安定措置の三つがあるが、両立・鼎立が難しい。さらに、中下層の民衆を中心に、生活と経済とが連結していることが閉塞を生んでいることは、第3章第4節で触れたところである。

しかし、それだけではなく、目的❶において、感染症対策による生命・健康の維持が優先され、差別・偏見防止との両立が組み込まれていない。あるいは、差別・偏見による生命・健康の危険が軽視されている。また、③生活経済安定措置において、経済・財政的な生活のみが想定され、差別・偏見防止による尊厳ある平穏な生活の保持が、明示されていない。

②差別・偏見対策という課題提起

自治体は、感染症対策の最前線であるとともに、実際に住民間での様々な差別行為に直面するため、差別・偏見対策への課題認識は初期からあった。個別自治体の呼び掛けだけではなく、自治体の共通了解として、全国知事会のスタンスからもそれは窺える。

例えば、「新型コロナウイルス感染症に打ち克つために！」（二〇二〇年四月二日付）では、医療従事者を、不確かな情報に惑わされることなく、差別・偏見を持たずに応援するとし、また、新型コロナウイルスの猛威に立ち向かっている患者・企業・団体を応援するとある。この段階では、差別・偏見の被害者は、医療従事者に留まっている認識であった。

しかし、「「緊急事態宣言」を受けての緊急提言」（四月八日付）では、感染者と家族、医療従事者と家族、ホテルなど自宅以外の療養場所と関係者に対する偏見・差別につながる行為は許されないとした。しっかりと病気の特性を国民に説明して、人権・風評被害に配慮した対策をすべきとする。「正しい知識」論であり、風評被害はよくないが真の被害は仕方ない、というスタンスとも受け留められかねない。

そして、「コロナを乗り越える日本再生宣言」（六月四日付）では、弱者の生活確保への関心が高まっている。第一に、第一次緊急事態宣言により、多くの社会経済活動をストップせざるを得なかったなかで、高齢者、障がい者、子ども、ひとり親世帯をはじめ相対的に弱い立場の方々に大きなしわ寄せが及ばないようしっかりと目配りする、とする。第二に、患者等に対する憶測によるデマや誤った情報の拡散、個人・企業への誹謗中傷などを生じさせたが、社会の分断と軋轢を修復しなければならない、とする。

さらに、「人権メッセージ」(「全国知事会からのお願い〜「おもいやり」と「やさしさ」の輪を広げましょう〜」)(八月一一日付)では、ついに、「人権」を掲げるようになった。戦う相手は「ウイルス」であって「人間」ではない。隣人を責めてもウイルスはなくならない。誰もが感染し得る病気であり、ひとりも取り残さず、みんな人間として対応するとした。(1)患者・家族などに対する差別的扱いや誹謗中傷は絶対に許さない、(2)医療従事者、社会機能維持に頑張る方々に感謝・応援する、(3)県境を越えて来る人を非難したり傷つける行為をせず、お互いに尊重し合う、とした。

③感染症対策と差別・偏見防止の両立

全国知事会は、二〇二〇年八月に、「新型コロナウイルス対策検証・戦略WT報告書」をまとめた。一三項目のうち、最後の項目が「偏見・差別やデマ等への対策」である。それによれば、人権侵害の事例として、感染者・濃厚接触者・家族への誹謗中傷、医療介護従事者などエッセンシャル・ワーカーへの差別的な扱い、感染者の退院後の医療介護サービスの困難、感染者・関係企業・立ち寄り先店舗などへの根拠が不確実な情報が固有名詞も含めインターネットで広く拡散、第一次緊急事態宣言での広域移動抑制の時期を中心に、県外ナンバー嫌がらせ、があったという。

人権侵害それ自体は許されないだけでなく、感染拡大防止の取組への支障や、地域・社会の分断・軋轢を生じさせるとして、対処を提言する。具体的には、知事メッセージ、広告媒体を通じた呼び掛け、ネット・パトロール、相談窓口の設置、訴訟などに備えた画像の保存、法務局への通報など、である。

そして、全国知事会新型コロナウイルス緊急対策本部「新型コロナウイルス感染症に関する緊急提言」(二〇二〇年九月二六日付)では、以下のようなまとめとなっている。

第一に法的措置を求めている。保健所による積極的疫学調査や健康観察、知事による休業要請の実効性を担保するための罰則規定として、食中毒発生時の営業停止処分や店名公表のような即効性ある事項をイメージしている。また、感染者情報の統一的な公表基準を求めている。第二に、水際対策として、検査結果判明後に速やかに自治体へ情報提供し、入国者・帰国者にも接触確認アプリCOCOAの利用を促し、米軍基地の対策強化と関係自治体への情報提供を求めている。第三は経済と感染症対策の両立であり、社会経済活動の段階的引き上げを求めている。

本節で重要なのは第四の項目である。すなわち、だれ一人取り残さないポスト・コロナ時代に向けた社会づくりを掲げ、偏見・差別行為・デマなどの排除を提言している。それによれば、医療従事者、健康や暮らしを支えている人、その家族、他府県からの来訪者、外国人に対して、差別、偏見、心ない誹謗中傷、人物の特定など、人権を脅かすことが横行しているとする。これは、当事者を深く傷つけ、平穏な社会生活を妨げるだけでなく、積極的疫学調査など感染症拡大防止への協力が得にくくなるとする。

そこで、広報・教育・啓発、相談窓口の充実強化、差別・偏見を受けた人への支援と、その法令化を求め、人権を守る対策を強力に講じるべきとする。また、「情報提供・共有(リスクコミュニケーション)に関するガイドラインの見直し」を図る。感染者発生時の情報公開の内容によって偏見・差別を招く恐れもあるから、国が統一的公表基準を定めるべき、とする。

(3) 国の対応

国も、対応は後手に回ったとはいえ、無関心だったわけではない。新型インフルエンザ等対策有識者会議・新型コロナウイルス感染症対策分科会会長決定(二〇二〇年八月二〇日付）によって、「偏見・差別とプライバシーに関するワーキンググループ」が設置された。九月一日に第一回会合がもたれ、一一月六日までに都合四回開催された。

そして、「これまでの議論のとりまとめ」を公表した。それによれば、【「平時」から取り組むべきこと】は、①感染症に関する正しい知識の普及、偏見・差別等の防止等に向けた注意喚起・啓発・教育の強化、②国・自治体・NPOなどの相談体制の強化、③悪質な行為には法的責任が伴うことの周知、④情報公表に関する統一的な考え方の国による整理、⑤報道のあり方、⑥啓発・教育や相談など偏見・差別等防止のための対策全般について、法的施策として位置付けを検討、である。【クラスター発生時等の「有事」に取り組むべきこと】は、⑦保育所等への感染対策等の支援、⑧自治体や専門家等による情報発信、応援メッセージ等の発出である。有事対応中においては特に、感染者等への懲罰的なメッセージは避けるべきで、専門家との協働等により、感染症に関する正しい知識や、感染者等を温かく見守るべきこと等を発信すべきであり、行政のトップ自らが偏見・差別等を許さない等のメッセージを発信することにも、大きな意義があるとする。

ワーキンググループの開催回数からも判るように、他のCOVID‐19対策に比べて、少ない内容である。「正しい知識」で啓発し、行政は被害者の相談に応じるが、当事者による民事刑事での法的責任（当事者による自助）や報道のあり方に期待している、というものである。

結果的に、二〇二一年二月の特措法改正によって、差別的取扱・名誉信用毀損・権利侵害など（差別的取扱等）を受けることのないよう、という観点が盛り込まれた（法第一三条②）。ただし、これらは、感染症発生時の具体的措置には位置づけられず、発生前の啓発の一環である。同条の見出しは、「知識の普及等」であって、差別禁止が明示されていない。「正しい知識」があれば差別防止はできる、あるいは、「正しい知識」に基づく排除・差別は問題ないかのような位置づけである。そもそも、差別する側への禁止ではなく、患者・医療従事者とその家族（患者等）が、差別的取扱等がされないように、差別的取扱等の実態の把握、患者等への相談支援、情報収集・整理・分析・提供や広報その他の啓発活動を行うだけに留まった。もっと言えば、「差別的取扱」という表現自体が、人間を物体のように扱っている印象を与えかねないだろう。

†差別・偏見対策の閉塞

(1) 忌避による感染症対策

以上で見たように、国の政策構造では、依然として差別対策は大きな柱になっていない。

自治体では、感染症対策と差別・偏見対策との両立が目指されてはいる。しかし、それは充分とはいえず、感染症対策は差別・偏見を助長しやすい面を持っており、閉塞にぶつかっている。

民衆に予防に向けた行動変容を迫る注意喚起は、危ない可能性を提示する。そのような危ない場所・行為・人間・業種業態・時間を忌避することが感染症（予防）対策となる。例えば、患者・濃厚接触者・家族など保有者、感染流行地域、流行外国、ホットスポットなどであり、「三密」や「五つの場面」である。それは、状況によって色々変転し、屋形船、「夜の街」（接待を伴う飲食業）、劇場、パチンコ店、カラオケ店、医療介護従事者・運送業者、マスクしない人、自粛しない人、若者など、である。

投網型の一律対策ではなく、対象を絞ってメリハリを付ければ付けるほど、自由な行動ができる人数は多くなるが、特定の少数者に忌避と負担が集中する。日本から見れば外国由来とされ、地方圏からは大都市圏由来とされ、埼玉・千葉・神奈川からは東京由来とされ、東京のなかでは「夜の街」を忌避する。この場合、「夜の街」とは、比較的庶民的な盛り場である新宿・池袋・渋谷であって、銀座・赤坂・六本木ではない。こうして、差別・偏見へつながり得る。「正しい知識」に基づく対処を明示しても、「正しい知識」に基づく対処をしない人への偏見・差別につながるのである。

(2) 公表範囲の限定

情報があるから差別・偏見が起きるならば、公表範囲を限定すればよい、という対処があり得る。そのために、公表基準を確立しようとする。しかし、公表基準の線引によって差別・偏見は防げない。たしかに、非公表情報に基づく差別・偏見に対しては、行政や社会が非難の反撃をしやすい。その意味では、公表範囲は狭い公表基準の方が良い。

しかし、すでに述べたように、公表情報に基づく差別・偏見は、行政が「正しい」と、結果的にはお墨付きを与えていることになりやすい。差別・偏見行動を正当化することを行政が後押ししているという自己正当化が、加害者にとって可能になる。つまり、感染症対策上で必要不可欠な公表は、差別・偏見を促す作用もあり得る。もちろん、具体名公表をしても、差別・偏見につながるとは限らない。行政が、感染者・死者や発生施設について、誰・どこにでも起こり得ると共感を示すか、それとも、迷惑・危険・忌避すべき存在と位置づけているか、によって変わる。

（3）反差別の具体的行動

①規範

結局、公表範囲の限定だけでは、差別・偏見対策にはならない。差別・偏見や忌避行動への行政・社会による具体的反撃行動とその公表が進められてもいる。とはいえ、「差別は止めましょう」という啓発の呼び掛けだけでは、差別行為の自己正当化を防げない。しかし、単なるマナー・道徳ではなく、社会規範の権力的決定は重要である。その点で、差別禁止条例制定と公布（公表の一種）は重要な方策である。そのような差別的取扱の禁止を盛り込んだ条例を定めた自治体も出てきている。ただし、現実の条例は、感染拡大防止に比重があり、差別防止は抽象的・訓示的である。

例えば、「徳島県新型コロナウイルス感染症の拡大防止に関する条例」では、クラスター発生施設の公表、差別的取扱の禁止について定め、経済社会活動の引上げと感染拡大防止との両立を目指すとする（第一条）。差別的取扱の禁止では、患者・医療従事者・家族・事業者のみならず全ての者に対し、感染、感染の恐れ、感染防止策を適正に講じていない恐れがあること等を理由に、不当な差別的取扱、誹謗中傷、権利利益の侵害行為をすることを禁止している（第七条①）。そして、県は、正しい知識の普及、差別的取扱の禁止に関する啓発、その他の措置をするとされた（第七条②）。

②行動

行政が、自らの差別的取扱に謝罪会見をするのは、非常に重要である。具体的に何が差別的取扱であり、かつ、行政として何を為すべきかと為すべきではないかとを、もっとも明確に示すからである。

さらには、具体的な差別行動類型の明示も、重要である。例えば、「念のため職場に来ないでください」というようなことは言ってはいけない、という例示である。とはいえ、リスク回避の点では「合理」的という（本音での）反論もあり得よう。その場合には、情報を確実化するしかないが、そうなれば、全員徹底毎日PCR・抗原検査という管理強化や、行動履歴接触追跡アプリのような、情報技術による監視・衛生社会になり得る。これは、ますます、プライバシーと自由をせばめ、差別・偏見を助長しかねない。結果的に感染が発生する以上、加害者・被害者非難は続き得る。

結局、「脱ゼロリスク」で、一定の感染（相互の加害・被害関係）を社会的に甘受するしかない。感染症対策と差別防止の両立・衡量をするしかない。そのようなバランス論は、感染症対策を弱めることもある。しかし、感染症対策それ自体が、差別・偏見を助長することがあるので、対策禍という「副作用」と比較衡量するしかない。

また、民間による差別行動に対する追跡・証拠保全を行政が確実に行うことも進められている。民事の法的措置を行政が支援するものである。あるいは、民間による具体的な反差別行動もあるので、行政が支援することも重要である。例えば、愛媛県市民団体「ちょびっと19+」の「シトラスリボン運動」は、感染しても「おかえり/ただいま」と言い合える社会を目指している。

(1) 拙論「COVID-19と自治のミライ」『ガバナンス』二〇二〇年五月号。
(2) 竹中治堅『コロナ危機の政治——安倍政権vs.知事』中公新書、二〇二〇年。
(3) 二〇二〇年四半期ごとの名目GDP推移は、第1四半期(一~三月)=マイナス〇・五%、第2四半期(四~六月)=マイナス七・九%、第3四半期(七~九月)=プラス五・五%である。内閣府国民経済計算より。
(4) 第一次緊急事態宣言によって第一波が終熄したのか、そもそも、宣言の前から感染は終熄に向かっていたのか、いろいろな評価があり得る。あるいは、緊急事態宣言を出すかどうかを検討するような状況が、人々に行動変容を動機づけていたならば、宣言の発出それ自体には終熄に向けた効果がなくとも、結果としての行動変容・感染終熄と、結果としての宣言発出は、同じ原因(=宣言発出に向けた検討)に帰着するかもしれない。さらに言えば、行政も民衆も感染拡大(第一波)という情報に接していたので、感染拡大の情報共有と認識それ自体が感染終熄に向けた共通原因かもしれない。ともあれ、目的❶は結果的には、概ね実現できたと言えよう。
(5) 災害復興と称して二次被害をもたらす復興〈災害〉と同種の事態である。塩崎賢明『復興〈災害〉——阪神・淡路大震災と東日本大震災』岩波新書、二〇一四年。
(6) 「特定非常災害の被害者の権利利益の保全等を図るための特別措置に関する法律」の準用である。

（7）感染症法前文には差別への反省は書かれているが、本則には具体的措置がなく、排除型の感染症対策になっているのが実態である。第2章第2節を参照されたい。

（8）国民生活安定緊急措置法に基づく政令が二〇二〇年三月一〇日に改正され、一五日からマスク転売が禁止された。これは、特措法第五九条の生活経済安定措置の一種でもあるが、国民生活安定緊急措置法に基づいてできるのであるから、特措法は不要であるとも言える。また、四月一日に全世帯二枚の布マスク（いわゆる「アベノマスク」）の配付の方針が決定された。なお、アベノマスクは、民間市場でのマスク販売購入を禁止したのではないので、配給制ではない。政府がマスクを全量買い上げして各戸・各個人に必要量を配給することは、論理的にはあり得るが、実際上は短期的にかえって品薄を招く。

（9）「新型コロナウイルス感染症緊急経済対策〜国民の命と生活を守り抜き、経済再生へ〜」（二〇二〇年四月七日閣議決定、同年四月二〇日変更）、「国民の命と暮らしを守る安心と希望のための総合経済対策」（二〇二〇年一二月八日閣議決定）など。

（10）雇用調整助成金の特例措置、緊急雇用安定助成金、新型コロナウイルス感染症対応休業支援金・給付金。

（11）支援の一覧は政府ホームページに掲載されている。https://corona.go.jp/action/

（12）広瀬義徳・桜井啓太（編）『自立へ追い立てられる社会』インパクト出版、二〇二〇年。

（13）検疫法も重要であるが、主に国民生活・国民経済という観点から割愛する。

（14）この指定政令は一年期限で、一回のみ延長できる。そのため、二〇二一年二月の法改正によって、COVID‐19などは、「新型コロナウイルス感染症」または「再興型コロナウイルス感染症」として、「新型インフルエンザ等感染症」の一種に法的に位置づけられた（第六条⑦）。

（15）https://corona.go.jp/news/pdf/shiteikansensho_20200831.pdf

（16）もっとも、これに対しては、政策的には反論もあり得るだろう。

（17）為政者同士が非難追及・責任転嫁をするのは、他の為政者を非難対象にする為政者による活動である。それゆえ、国・自治体間での対立や齟齬が目立つ事態にもつながっている。

(18) なお、菅義偉首相も、二〇二〇末から多人数会食を繰り返して、自ら非難対象になっていた。しかし、その後は止めている。

(19) 毎日新聞デジタル版二〇二〇年二月二八日二〇時一分配信。

(20) 例えば、北海道は、道知事が二〇二〇年二月二五日に一斉休校の方針を示し、翌二六日に北海道教育委員会が二七日からの一斉休校を各市町村に要請した。TBS NEWS二〇二〇年二月二六日一一時三一分。また、市川市は二月二八日から市立小中学校の一斉臨時休校を、二七日に決定・公表した。時事ドットコムニュース二〇二〇年二月二七日一一時四四分配信。市川市の場合、市立幼稚園、放課後子ども教室、放課後保育クラブ、いきいきセンターや地域ケア拠点といった高齢者施設、公民館などの集会施設、スポーツ施設、図書館・博物館、文化・観光施設、公園なども同様に休館・休園とした。私立小中学校は「各校の判断だが、市と足並みをそろえることになりそう」、保育園は「共働き家庭などの事情があり、現時点では休園を考えていない」とした。東京新聞ウェッブ版二〇二〇年二月二八日付。

(21) 新型コロナウイルス感染症対策専門家会議「新型コロナウイルス感染症対策の見解」二〇二〇年三月三日。いわゆる「三密」回避として、整理されていく。

(22) 実際には、学校一斉休校の先行実施のあとに、四月からの第一次緊急事態宣言においては、営業自粛・外出自粛などの社会経済活動の大幅な鎮静措置が執られた。リモートワーク（在宅勤務）が推奨され、また、不可欠業務は継続されたので、社会経済が麻痺することは避けられたが、大幅な社会経済活動の低下と国民生活経済への打撃があったことは否定できない。これに比べれば、学校一斉休校の国民経済生活に与えた影響は、限定されていた。

(23) 一九八六年四月のチェルノブイリ原発事故のときには「夏休みの前倒し」の措置が執られた。東日本大震災・福島第一原発事故では災害によって学校どころでなくなった。

(24) なお、長期休暇でも同じ問題があるはずなので、「前倒し春休み」ならば、保護者は対応できるはずという見方もあろう。しかし、長期休暇は予見可能性があるので、保護者としては対策を打っておくことができる。唐突な休校では対策が打てない。ごく短期であれば無理も利くだろうが、「前倒しの春休み」がいつまで続くかも予見できないのでは、保護者の対応の見通しが立たない。
(25) 例えば、鎌倉市役所は、三月三日から三〇〇名程度の職員が出勤できず、業務縮小を迫られた。
(26) 全児童生徒が同等に「学習の遅れ」を被るのであれば、同一学齢の児童生徒間での機会均等は守られる。もちろん、「学習の遅れ」た学年と、そうでない学年とで、機会均等ではないが、小学生から高校生までほぼ同様に「学習の遅れ」が少しずつ生じるのであれば、学齢間でもそれほどは問題がないかもしれない。むしろ、東日本大震災のように、地域間で明らかに機会均等が失われたときの方が、問題かもしれない。しかし、小中学校が、教育機会の均等を保障しているという建前からすれば、学校での「学習の遅れ」は、経済階層が高く文化資本の豊かな階層に有利に作用し、教育機会の均等が失われることにつながる、とされる。もっとも、学校教育に、階層間格差を埋めるような、機会均等の効果はないという見解もある。松岡亮二『教育格差』ちくま新書、二〇一九年。
(27) 文部科学省の全国調査によれば、二〇二〇年四月二二日段階でも、臨時休校が九〇%を超えていた。公立小中学校の九五%、公立高校の九七%が、臨時休校であった。安倍首相の休校要請に留まらず、第一次緊急事態宣言の影響である。しかし、宣言が解除された六月一日段階で、ほぼ全国の学校は再開されている。公立小中学校が九九%、公立高校が一〇〇%である。私立学校は若干低いが、九〇%を超えている。
(28) 文部科学省「新型コロナウイルス感染症による臨時休業に伴いやむを得ず学校に登校できない児童生徒に対するオンラインを活用した学習指導に関する事例」二〇二一年二月一九日付。ただし、文部科学省による教育委員会に対する電話聞き取り調査である。
(29) 例えば、教師が教科課程として授業しないでも、デジタルネイティブ世代は自主的にデジタル技法を学習しているし、そもそも、平均的な教師のデジタル能力を凌駕していよう。
(30) 二〇二〇年二月二九日安倍首相記者会見。
(31) 二〇二〇年一二月六日一〇時に旭川市(保健所)は、北海道に対して看護師の派遣要請を行ったが、同日一三時に困難とされたので、翌七日に自衛隊への派遣要請を決定した。旭川市ホームページ。また、大阪府は「大阪コロナ重症センター」を建設したが、必要看護師が五〇人ほど確保できないため、全国知事会を通じて派遣を要請し、まず、一二月七日までに一三府県から看護師二六人が派遣された。同日、自衛隊にも派遣要請を行った。ABCニュース二〇二〇年一二月八日一二時五一分配信。

(32) 東京新聞デジタル版二〇二〇年一二月七日二一時五分配信。TBSニュース二〇二〇年一二月七日二三時四三分配信。

(33) 札幌市保健福祉局『介護老人保健施設「茨戸アカシアハイツ」における新型コロナウイルス感染症集団発生に係る検証報告書』二〇二〇年一〇月。

(34) ホテル崩壊・自宅崩壊の可能性もあるから、入院が必要なときには速やかに搬送できなければならない。

(35) ただし、感染症の患者などへの差別のおそれを前提にすれば、必ずしも需要が増えるとは限らない。むしろ、自由診療制では、差別を恐れて、受診・検査を手控える可能性もある。つまり、あるべき需要が生じないので、政策的に価格をゼロにして、あるべき需要を顕在化させているだけかもしれない。

(36) 国境という意味ではなく、保健・医療機関へのアクセスを阻止するという意味である。

(37) じつは、自宅療養でも、理屈上は同じであり、家庭崩壊が起き得る。ただ、世帯は人数が少ない。介護施設入所者に比べて、相対的に重症化しにくく、日常的介護ニーズも少ない。そのため、クラスターとして目立たないだけかもしれない。

(38) 産経新聞デジタル版二〇二〇年六月九日一一時一分配信。

(39) NHK NEWSWEB二〇二〇年六月八日一六時三八分配信。

(40) 二〇二一年に制定されたデジタル改革関連法とは、①デジタル社会形成基本法、②デジタル庁設置法、③デジタル社会の形成を図るための関係法律の整備に関する法律、④公的給付の支給等の迅速かつ確実な実施のための預貯金口座の登録等に関する法律、⑤預貯金者の意思に基づく個人番号の利用による預貯金口座の管理等に関する法律、⑥地方公共団体情報システムの標準化に関する法律、である。預貯金口座と個人番号の任意のひも付けは④⑤である。
　個人番号と預貯金口座のひも付けであるので、本来はデジタル化の必要はない。実際、④でのひも付けの申請方法は、(一)マイナポータルからオンライン申請、(二)預貯金者の同意により、行政機関が取得または保有する口座情報の提供、(三)金融機関における登録申請、であるから、デジタル化や個人番号カードは必須ではない。⑤でも、預貯金者の意思に基づく個人番号の利用による預貯金口座の管理に関する制度、および、災害時または相続時に預貯金者またはその相続人の求めに応じて預金保険機構が口座に関する情報を提供する制度、を創設するものであって、デジタル化は必須ではない。ただし、ひも付いていると、デジタル化に便利だというだけである。

(41) ナオミ・クライン『ショック・ドクトリン（上・下）』岩波書店、幾島幸子・村上由見子訳、二〇一一年。

(42) エノ・シュミット／山森亮／堅田香緒里／山口純『お金のために働く必要がなくなったら、何をしますか？』光文社新書、二〇一八年。

(43) 一人年間一〇万円でも総人口が一億二五〇〇万人だとすると、総額一二兆五〇〇〇億円の予算が掛かる。一人年間一〇〇万円であれば、最低限度の生活は達成できるかもしれないが、総額一二五兆円となり、日本の年間予算を超過する。逆に言えば、全ての行政サービスを廃止し、必要ならば、国防（＝傭兵）・警察（＝警備会社）も含めて諸個人が支払すればよい、というリバタリアン的ＢＩ構想もあり得る。ちなみに、国民所得（ほぼＧＤＰ）五〇〇兆円なので、人口一人あたり年間所得（アベレージ・インカム）は四〇〇万円である。

(44) 読売新聞電子版二〇二〇年一月一八日七時一九分配信。

(45) 総務省ホームページ。

(46) 西日本新聞デジタル版二〇二〇年五月二一日六時四分配信。

(47) 朝日新聞デジタル版二〇二〇年五月一三日一九時四八分配信。

(48) 厚生労働省健康政策局長発都道府県知事・保健所設置市長・特別区長宛「感染症の予防及び感染症の患者に対する医療に関する法律等の改正について（新型インフルエンザ等対策特別措置法等の一部を改正する法律関係）」健発〇二〇三第二号、二〇二一年二月三日付。

(49) 改正法には、差別防止の国・自治体の責務規定は盛り込まれたが、具体的措置も実効性もない。感染症対策が、排除・鎮静ではなく流行を主にするならば、流行に伴う差別防止こそが、災害行政対応として最も重視すべきである。

(50) ＮＨＫ ＮＥＷＳＷＥＢ二〇二一年三月一八日一八時一二分配信。

(51) 今井照「新型コロナ対策から考える自治体財政の再構築」『自治体学』三四―二号、二〇二一年。

(52) 当時の民主党政権が、政治主導の挫折のなかで、一時的に財務省支配の復権が為されたことが背景である。また、消費税増税を企図する税・社会保障一体改革も、東日本大震災を挟んで進められていた。これに対して、第二次安倍政権は官邸主導・安倍一強のもとで官邸官僚を通じて各省官僚を使いこなしていたため、財務省による財政規律の維持は成り立たない。

(53) この程度のカーボンニュートラルでは、地球温暖化対策に役立たないとも言われる。齋藤幸平『人新世の「資本論」』集英社新書、二〇二〇年。

(54) 湯浅誠『反貧困』岩波新書、二〇〇八年。

(55) 民主党（菅直人）政権下での「新成長戦略」（二〇一〇年六月一八日閣議決定）のスローガンであった。

(56) ただし、日本の場合には、租税抵抗の高さゆえに膨大な民間資産があるために、自国通貨建ての公債発行能力・国内消化能力は、ヨーロッパ諸国よりも高いかもしれない。いわゆる現代貨幣理論（MMT）に基づけば、管理通貨制度の下で法定通貨を発行している国家は、国内経済でのインフレ率が高まりすぎない範囲であれば、つまり、供給が需要に対して充分にあれば、あるいは、需要が落ち込んでいれば、財政収支に囚われることなく減税・歳出増加は可能となるので、財政上の閉塞はない、ともいえる。第二次安倍政権のアベノミクスは、「三本の矢」のなかの一つである「大胆な金融政策」により、デフレマインド脱却のためにインフレターゲットを設定するなど、むしろ、インフレを政策的に起こすことを目指していたので、仮にアベノミクスが「成功」していれば、MMTに基づいてもインフレ制約が掛かって、財政上の閉塞に陥っていたであろう。その意味では、アベノミクスの「失敗」のおかげで、COVID－19対策と称する財政出動が可能になった、ということになる。

(57) 例えば、二〇二一年三月一七日、LINEで不適切な個人情報の管理があったことが明らかになった。LINEがプライバシーポリシーで利用者に示していた範囲を超えて、中国の委託先の技術者がLINEの利用者情報にアクセスできる権限を付与していた。中国の委託先から情報がアクセス可能になっていた期間は二〇一八年八月から二〇二一年二月までである。上海の委託先企業からは、LINE利用者の電話番号、メールアドレス、名前やトークの内容にアクセス可能になっており、少なくとも四人の中国人技術者が三二回アクセスしていたことを確認した。日経

BP XTECH、二〇二一年三月一七日配信。三月一九日に個人情報保護委員会は個人情報保護法に基づき、また、総務省は電気通信事業法に基づき、LINE（および親会社）に対する報告を求めた。また、政府はLINE利用の一時停止を行い、また、自治体での利用調査を開始した。日本経済新聞電子版二〇二一年三月一九日一七時四五分配信。

LINEは、東日本大震災の厄災禍のなかで利用を急増させていった。厄災禍は情報伝達の必要性を増し、それゆえに、情報産業への依存を深める契機となり、それが新たな厄災禍を生むこともある。しかし、情報産業依存を止めることはできない閉塞に陥る。今回のような事態があっても、LINEに代わるサービスがなければLINEに依存せざるを得ず、LINEに代わる情報企業があるとしても、そうした情報産業依存は変わらない。

(58) 偏見・差別の問題は厄介である。社会心理学によれば、例えば、以下のように説明される。ステレオタイプとは、これまでの知識・経験に基づき、ある特定の社会的カテゴリー（例、看護師、大学生など）に属する人たちに対して抱くイメージである。これは、認知情報処理の効率化には資する。偏見とは、好き嫌い感情の伴ったステレオタイプである。差別とは、ステレオタイプ・偏見に基づき、当該カテゴリーに属する人に対して何かしらの行動を起こし、具体的な利益不利益を与えることである。それを前提に、公正社会信念の「防疫」がなされる。公正社会信念とは、安定して秩序だった世界があると信じる傾向である。努力は報われる、悪いことをすると罰が下る、などの信念である。公正社会が脅かされると、公正社会の世界観を守ろうとする。第一に、加害者非人間化（dehumanization）である。加害者を「人でなし」と非難する。悪いことをした以上は厳罰が下されるべきという。自分は加害者とは別なので、自分は問題ない、とする。第二に、被害者非難である。被害者を「自業自得」と非難する。悪いことをすると罰が下るとは、裏返せば、罰が下った以上は悪いことをしたはず、となる。感染者は、感染を受けた意味では被害者で、感染を広める意味で加害者であるので、両方が作用する。

それに過誤（エラー）管理が加わる。生理的免疫システムの他に、心理的・行動的「免疫」システムがあり、発症者への嫌悪・忌避となる。感染者との接触回避は感染を避ける効果があり、「正しい／必要な」行動であるが、過誤回避管理（リスク回避）の観点から、「必要」以上の「正しくない」忌避も行う。

		真実	
		感染者	非感染者
認知	感染者	①必要な接触回避	②「必要」と勘違い過剰な接触回避
	非感染者	③間違った接触	④接触回避の必要はないので接触

認知と真実とが乖離する過誤②③はあり得る、しかし、過誤の意味が違う。③の方が「実害」が起きるので、②の過誤よりは③の過誤を回避したい。つまり、「過剰」な嫌悪・忌避になる、という。村山綾「コロナ禍における差別と不寛容――社会心理学の視点」『都市問題』二〇二〇年七月号、手塚洋輔『戦後行政の構造とディレンマ――予防接種行政の変遷』藤原書店、二〇一〇年。

また、文化人類学では、不浄の清潔化・忌避は疾病対策だけでは説明できないという。不浄は秩序を犯す危険なものであり、異物排除は消極的というより、環境の組織化という積極的行動である。境界の外側は不浄で危険であり、境界は潜在的に危険であり、境界を防衛する。社会のなかで境界を作って外側を排除し、自分たち内の人は外の人と違うとする。内側は清浄・安全・道徳的・秩序である。境界は危険の入口であり、排除・糾弾・攻撃の場所である。そして、外側は不浄・危険・非道徳的・無秩序となる。このような差別は、科学的な「正しい知識」の普及で是正できるとは限らない。メアリ＝ダグラス『汚穢と禁忌』ちくま学芸文庫、塚本利明訳、二〇〇九年。

(59) なお、第3章第3節でも触れたように、東京都は、第二次緊急事態宣言が二〇二一年三月二一日に解除される直前の三月一八日に改正第四五条③に基づき、二七の飲食店に対して、営業時間短縮の命令を出した。これに対して、飲食店運営会社は三月二二日に東京地方裁判所に提訴した。東京都は、さらに、三月二九日に四店に対して過料手続に入った。

(60) 改正後には、指示ではなく命令となった。なお、これらの要請・命令の判断に際しては、知事はあらかじめ学識経験者の意見を聴かなければならなくなった（改正第四五条④）。
（61）改正法では、第四五条⑤に繰り下げられている。そして、要請・命令をしたときは公表できるという、「できる規定」に改正された。逆に言えば、公表しないことができる。なお、この義務的公表は、強制力を伴わない指示の履行確保のためではなく、単に、知事が行った為政を民衆に明らかにして、知事を民主的に監視するための制度と理解する方が自然である。履行確保が目的ならば、指示に従った事案まで義務的公表をする必要はない。むしろ、指示に従っていないときこそ、公表が必要になる。改正後に、命令が導入されてから裁量的公表になったことも、この点から理解できる。片山善博『知事の真贋』文春新書、二〇二〇年、七五頁。
（62）なお、営業制限の要請への不遵守に対する公表は、営業継続を行政が「宣伝」することでもあるから、かえって利用客を誘引して制裁どころか助成になり、また、三密などを引き起こし、感染防止には逆効果になることもあり得る。営業制限命令への不遵守に対する公表は、営業制限が実行されれば「宣伝」にならないが、過料を覚悟して営業継続をすれば、「宣伝」効果、さらには、反対運動の呼び掛け効果も持つ。逆に、「見せしめ」的な制裁効果を持つこともある。
（63）ただし、行政は一つでなければ、独占的に決定できず、行政間で相違はあり得る。行政間対立は、権力暴走への歯止めになる。しかし、民衆・事業者は混乱するので、単一の認定を求める「災害情報ワンボイス論」も存在する。もっとも、異論を許さない「ワンボイス」が間違っていたら、致命的なことになる。
（64）「感染者情報、悩む自治体　知事会「統一公開基準を」」時事ドットコム、二〇二〇年二月一〇日六時二八分配信。
（65）朝日新聞デジタル版二〇二〇年一月三〇日二一時一五分配信。
（66）行政機関の保有する個人情報の保護に関する法律第八条②、個人情報の保護に関する法律第二三条①、行政機関の保有する情報の公開に関する法律第五条一号など。

終章　コロナ三年

†長期的な社会・経済保障

二〇一九年度末（暦年では二〇二〇年）から、日本で実質的に始まったCOVID－19禍は、二〇二一年四月からの二〇二一年度にも継続し、すでに足かけ三年に及んでいる。阪神・淡路大震災でも東日本大震災でも、避難生活は一〇年以上に及ぶこともあり、厄災禍は短期に終熄するとは限らない。一〇〇年前の世界的流行となったスペイン風邪（インフルエンザ）も、一九一八年から二〇年と足かけ三年間にわたり、三つの波となって押し寄せたという。コロナ禍、コロナ（禍）対策およびコロナ対策禍も、それなりの長さが想定される。

厄災禍に対応する災害行政も、短期的な応急措置は必要であるが、短期の行政対応が終われば、「古い日常」または「新しい日常」に速やかに回帰するというわけではない。むしろ、半ば災害行政を日常に織り込んで、行政全体が運営されるようになる。とするならば、中長期対応を可能とする社会・経済・生活の持続可能性が重要になろう。緊急事態布告＝対策本部＝非常時集権方式が想定するような、非常時の統制経済で中長期に対処することは不可能であり、日常的な社会経済運営が必要である。

もっと言えば、感染症対策などのために、一時的に自粛経済・鎮静措置を執りつつも、生活や社会が数年間は持続できるような、社会保障制度の「溜め」をあらかじめ必要とするのであろう。財政状況が厳しいなかで、そのような「備荒貯蓄」をすることは極めて困難であるかもしれないが、長期の備えがあった方が、短期の対策も執りやすいようである。

†複雑性

コロナ対策およびコロナ対策禍で露わになったのは、一億二五〇〇万人に対処しなければならない行政の複雑性である。災害行政に限らず、およそ行政一般は、社会保障にせよ経済運営にせよ環境保全にせよ、民間営利部門・民間非営利部門を含めて、多数の半ば自律した組織・団体の協力と連携が必要である。災害行政は、被害の甚大さ、時間の切迫さなどから、組織・団体間の連携・協力が、より早く、より深く、求められることが可視化される。それゆえに、多数の組織・団体間の対立や齟齬が目立ち、無理や無駄が指摘されやすい。そのために、単一の司令塔が差配して、リーダーシップのもとで一元統制をする権力集中への期待が生じやすい。しかし、それは絵に描いた餅である。

行政と行政が対象とする社会経済環境は、多数の組織・団体が相互に密接に影響し合う、巨大な編み目である。しかも、編み目であるから、行政の対応から漏れる行政対象も存在する。それと同時に、編み目であるがゆえに、ある特定の組織・団体の行動、あるいは、ある特定の組織・団体への働き掛けは、相互に影響を及ぼし、思いも掛けない副次的効果を生む。この副次的効果が、プラスの波及効果であるならば、行政の対応や、特定組織・団体の自発的行動は、全体にもよい影響をもたらす。しかし、この副次的効果がマイナスの波及効果であるならば、問題が玉突きで生じたり、問題がトレードオフやディレンマ・トリレンマなどで行き来したり、さらには、問題が相乗的に拡大再生産されてしまう。

個々の組織・団体は、全体を視野に入れながら、自己の自律的行動を地道に進めるしかない。全体像を見渡せる計画や基本的対処方針を出すのは、国の災害行政組織の役割であり、これが現実的な司令塔機能ということであるが、国が全体像を見通せるとは限らない。それぞれの組織・団体が、それぞれに全体像を設定し、そのなかで自己の行動を位置づけ、他の組織・団体と自律的調整をするしかない。しかし、それは、排除や責任転嫁や非難応酬への誘因を常に内包する。しかも、そうした排除や非難応酬は、必ずしも絶対悪ではない。感染症対策には排除＝矯正が、ある程度は必要である。専制的な災害行政、すなわち、権力で異論を押しつぶしたり、被害を隠蔽したりすることを防ぐためには、権力の抑制均衡が災害行政においてこそ必要であり、それが非難応酬を生み出し得る。

COVID-19禍の日常は、民衆にとって過ごしにくい。コロナ二年度までの日本のCOVID-19対策では、相対的に、排除、強者、経済、専門の四つの指向性に比重が掛かっていた。真に望ましい「新しい日常」を行政が創出していくためには、四つの指向性への歪みを是正し、正常なバランスを回復することが求められる。すなわち、包摂、無力、社会、実務の指向性の回復である。

(1) 包摂への指向性

権力闘争に勝ち抜いてきた為政者は、基本的に権力行使への指向性を持ちがちであり、要警戒・要監視である。権力行使が排除・非難・差別に向かうと、大きなコロナ対策禍が生まれる。できる限り、排除あるいは包摂しながらの排除を防ぎ、実務家が粛々と感染症対策＝対症療法にあたることである。権力行使をしがちな為政者・マスコミ・ネットは、感染症対策では、排除をしないことが肝要である。

むしろ、包摂の指向性に則って、為政者がなすべきは、民衆や専門家のなかで生じがちな排除衝動や差別・偏見を抑制・是正することにある。すなわち、感染者などが、事前にどのような行動を採っていようと、感染者等を徹底的に保護することである。個人情報・店名・行動履歴の把握は治療において必要かもしれないが、それを公表すべきではない。

感染前の予防的な推奨・要請と、事後的な対策とを切り離すことである。

（2）無力への指向性

ウイルスに対して、為政者は、理想的な期待水準に比べれば、基本的に無力であることを、為政者も民衆も、自覚することである。そうすれば、為政者に対する過大な期待や要求も生じないし、為政者も「前のめり」になる必要はない。無力・無能であるにもかかわらず、危機管理に長けたリーダーとして、何かやっている感を出そうとする演技・演出が対策禍を生み得る。そのときには、権力を誇示すべく、弱者への排除を強化することになりがちである。権力的に無力である限界を踏まえて、余計なことをすべきではない。

感染症も社会経済も、基本的には、多数の個人、団体・組織の自律的な相互調整のなかで作動している。そのような流行に、行政の有為対策がうまく棹差すことができれば、それなりに効力を持つ。したがって、全ての災害行政が無為無策・放置に任せきるべきとはいえない。しかし、流行に逆らって遡上できるほどには、行政には推進力はない。せいぜい、流行のなかで、破滅的な座礁をしないような航路を採るべく操舵することが、行政あるいは政府（ガバメント）の役割である。

（3）社会への指向性

経済への指向性は、行政や社会・生活の基盤が資本主義・市場経済にある限り、中長期的にはやむを得ないと考えられよう。しかし、それは、これまでのグローバル資本主義・市場原理主義経済という、民間営利部門への過剰なまでの依存が生み出した構造である。民間営利部門（＝経済）と民間非営利部門（＝社会）とのバランスを回復することが重要である。経済への指向性の行き過ぎは、所得・資産階層格差、就労第一社会、グローバル経済化の加速、地域間交流への過大な期待、東京（大都市圏）一極集中、デジタル経済依存などを生んできた。これらは、コロナ対策になる側面もあるが、むしろ、コロナ禍やコロナ対策禍を生み出し、深刻化させた、原因の側面もある。

求められているのは以下のような事柄である。適正な範囲に所得・資産格差を縮小する。働かないでも生きていけるように、生活保障を完備する。人間の国際・広域移動を適正水準に下げる。地域間交流への過大な期待をやめ、交流人口に期待しない地域持続性を目指す、地方圏への分散は、社会の持続可能性のために不可欠である。現在の資本主義・市場経済を前提にするならば、デジタル経済化・オンライン化の流れは不可避であり、さらにCOVID－19で加速されたがゆえに、むしろ、巨大情報産業への規制が必要である。同時に、「情報ウイルス」による「パンデミック」を回避するため、デジタル依存への世界的な減速化・冗長化が求められる。行政手続をオンライン化のみに依存することは、非常に脆弱である。

(4) 実務への指向性

COVID-19対策は、結局、保健福祉介護当局、保健所、介護施設・介護従事者、病院・医療従事者など、実務家が粛々と行うしかない。また、経済・社会・生活を成り立たせるのも、必須従事者の実務に負っている。そもそも、何が不要不急かを行政が判断することは、過剰な権力行使であって、基本的には多くの組織・団体が、それぞれの実務を地道にすることにしか、対策は存在しない。

現場では無力な為政者や非現場型専門家は、実務の基盤を整備できるだけである。例えば、充分な医療介護供給体制の整備や、仕事をしないでも暮らせる生活保障の整備である。非現場型専門家のすべきことは、現場実務家や為政者が利用できるような、専門知見を解明するだけであり、マスメディアなどを通じて行動変容と称して危機を煽ることではないのである。

率直に言って、COVID-19対策に、「成功」も「失敗」もない。それぞれに事情が異なるので、安易に諸外国と比較したり、自治体間で比較しても、あまり意味はない。ただ、実際には、行政論議のなかで、「成功」でもあり、「失敗」でもあると論じられるだろうし、そのことが、自由な社会における政策と行政の健全性を保つ。むしろ、肝腎なのは、COVID‐19対策のなかで、差別・偏見や憎悪・分断を生まないことであり、それを防ぐ行政の対応なのである。

あとがき

地方自治法によれば、非常災害応急・復旧の施設のために必要な経費または感染症予防のために必要な経費を議会が削除・減額したときには、首長は理由を示して再議に付す義務がある（第一七七条①二号）。そして、議会が再議にもかかわらず、依然として削除・減額を議決したときには、首長は不信任議決と見なすことができる（同条③）、とされている。

このように、敗戦直後で、まだ栄養状態・衛生状態の悪かった時期に、そして、自然災害も多発した時期に、制定された地方自治法では、感染症予防は災害対策と同列に扱われている。これは、災害行政組織・対応として構造的に埋め込まれている。

そして、その意味は、首長への権力集中である。災害関係予算または感染症関係予算の減額・削除を首長不信任議決と見なすことは、一見すると、議会が首長を解任する、議会への権力集中のように見えるだろう。しかし、真意は逆である。不信任議決に対しては、首長は議会を懲罰的に解散できる。そして、災害応急時や感染症蔓延時に、議会選挙などはできない。したがって、議会が存在しなくなる。すると、全てが首長の専決で処理できるようになる。議会が解散されたくなければ、議会は首長提案をそのまま呑むしかない。災害行政の権力集中への指向性は、このように根深いものがある。さらに、一九九〇年代以降の動きのなかで、国政でも強化されてきた。

この二つの構造、すなわち、第一に、感染症を災害として見ること、第二に、感染症＝災害対策には権力集中が必要だと考えること、には一定の留保が必要である。第二点については、本書で縷々述べてきたところである。しかし、第一点については、必ずしも充分に述べてこなかったので、最後に補足しておきたい。

ここで見られる災害観は、短期に応急・復旧に向かうというものである。短期的には議会を解散して、首長に権力集中して、果断に災害対策に当たるというものである。なぜならば、長期を想定すれば、いずれ議会は選挙が可能になり、その結果次第では、首長の不信任と失職があり得るからである。むしろ、権力集中ではなく権力の抑制均衡や権力分散につながるからである。感染症も同様である。そして、災害行政対応が統制経済を念頭に置くのも、短期的な災害を想定するからである。

しかし、実際には、災害にも感染症にも、短期で終熄するものもあれば、長期に影響が継続するものもある。そして、権力集中が期待されるような大規模災害・感染症蔓延であればあるほど、対策や回復に長い期間が掛かり、それに伴って、権力集中では処理が困難になる。感染症を大規模災害と同じように見るか、小規模災害のように見るか、そもそも、長期大規模と短期小規模の災害・感染症を、一括して捉えるべきなのか、いささかの検討が必要であろう。

本書は、二〇二〇年（度）、すなわち、厄年・コロナ一年（度）、の蟄居生活のなかで、様々に検討してきた諸論考をもとに、新書としてまとめたものである。当初は、「ダイヤモンド・プリンセス号」を対岸のことのように眺めていたが、いつしか、マスクと蟄居の息苦しい生活となった。また、行政現場での実地訪問調査を手控えるようになり、どうしても、電子（デジタル）媒体と机上論に依存するようになった。こうした研究は、やはり問題がある。いわば、「厄落とし」として、本書をまとめた次第である。

企画当初は、単に、以下のような初出論考を、そのまま並べれば済むと思っていた。

「新型コロナ肺炎と小中高のミライ」『ガバナンス』二〇二〇年四月号、九六〜九七頁
「ＣＯＶＩＤ－19と自治のミライ」『ガバナンス』二〇二〇年五月号、九六〜九七頁
「災害対応組織の行政学」『科学』二〇二〇年五月号、四〇五〜四一三頁

「共通番号と預貯金口座のミライ」『ガバナンス』二〇二〇年七月号、九六～九七頁
「排除の行政学――COVID－19対策と国・自治体の姿勢」『都市問題』二〇二〇年七月号、四～二〇頁
「COVID－19禍（苛）の自治体――追従と忖度して来た自治の放縦」『季刊　現代の理論』二〇二〇年秋号、一〇八～一一六頁
「第三波の玉突きのミライ」『ガバナンス』二〇二一年一月号、九六～九七頁
「「コロナ対策禍（あたらしいにちじょう）」における首長と補佐機構としての自治体職員」『ガバナンス』二〇二一年二月号、一四～一六頁
「COVID－19緊急事態宣言のミライ」『ガバナンス』二〇二一年二月号、九六～九七頁
「（法律時評）COVID－19対策における国・自治体関係」『法律時報』二〇二一年二月号、一～三頁
「二〇二一（コロナ三）年度地方財政対策雑感」『地方議会人』二〇二一年三月号、一九～二二頁
「国・自治体における災害行政の論点」『都市とガバナンス』三五号、二〇二一年三月、一～八頁

しかし、実際には、相当の再編・改稿が必要となった部分ばかりである。そのため、執筆・入稿が大幅に遅れ、筑摩書房・松田健氏をはじめ、関係者には相当の迷惑と負担を掛けることになってしまった。ここにお詫び申し上げる。

二〇二一年四月一日

金井利之

ちくま新書
1575

コロナ対策禍の国と自治体
――災害行政の迷走と閉塞

二〇二一年五月一〇日　第一刷発行

著　者　金井利之（かない・としゆき）

発行者　喜入冬子

発行所　株式会社　筑摩書房
東京都台東区蔵前二‐五‐三　郵便番号一一一‐八七五五
電話番号〇三‐五六八七‐二六〇一（代表）

装幀者　間村俊一

印刷・製本　株式会社　精興社

ISBN978-4-480-07403-4 C0231

ちくま新書

1310
行政学講義
――日本官僚制を解剖する
金井利之
我々はなぜ官僚支配から抜け出せないのか。政治主導はなぜ無効なのか。支配・外界・身内・権力の四つの切り口で行政の作動様式を解明する、これまでにない入門書。

1150
地方創生の正体
――なぜ地域政策は失敗するのか
山下祐介
金井利之
「地方創生」で国はいったい何をたくらみ、地方をどう支配しようとしているのか。気鋭の社会学者と行政学者が国策の罠を暴き出し、統治構造の病巣にメスを入れる。

1238
地方自治講義
今井照
地方自治の原理と歴史から、人口減少やコミュニティ、憲法問題など現在の課題までをわかりやすく解説。市民が自治体を使いこなすための、従来にない地方自治入門。

1407
官僚制と公文書
――改竄、捏造、忖度の背景
新藤宗幸
眼を覆いたくなるほど凄まじい官僚の劣化。組織構造、意思決定、情報公開法や公文書管理法など、官僚統制のシステムを問いなおし、〝政権主導〟の暴走をえぐる。

1005
現代日本の政策体系
――政策の模倣から創造へ
飯尾潤
財政赤字や少子高齢化、地域間格差といった、わが国の喫緊の課題を取り上げ、改革プログラムのための思考を展開。日本の未来を憂える、すべての有権者必読の書。

1385
平成史講義
吉見俊哉編
平成とは、戦後日本的なものが崩れ落ち、革新の試みが挫折した30年間だった。政治、経済、雇用、メディア。第一線の研究者がその隘路と活路を描く決定版通史。

1554
原発事故 自治体からの証言
今井照編
自治総研編
福島第一原発事故発生、避難、そして復興――原発災害の過酷な状況下の自治体の対応を、当時の大熊町と浪江町の副町長の証言により再現する貴重なドキュメント。

ちくま新書

1059
自治体再建
——原発避難と「移動する村」
今井照
帰還も移住もできない原発避難民を救うには、江戸時代の「移動する村」の知恵を活かすしかない。バーチャルな自治体の制度化を提唱する、新時代の地方自治再生論。

941
限界集落の真実
——過疎の村は消えるか？
山下祐介
「限界集落はどこも消滅寸前」は嘘である。危機を煽り立てるだけの報道や、カネによる解決に終始する政府の過疎対策の誤りを正し、真の地域再生とは何かを考える。

1367
地方都市の持続可能性
——「東京ひとり勝ち」を超えて
田村秀
煮え切らない国の方針に翻弄されてきた全国の自治体。厳しい状況下で地域を盛り上げ、どうブランド力を高めるか。都市の盛衰や従来の議論を踏まえた生き残り策。

1501
消費税増税と社会保障改革
伊藤周平
新型コロナ流行による大打撃以前から、消費税増税のために経済や福祉はボロボロ。ウイルスとの闘いのさなかでさえ、社会保障を切り下げる日本のドグマ。

1195
「野党」論
——何のためにあるのか
吉田徹
野党は、民主主義をよりよくする上で不可欠のツールだ。そんな野党に多角的な光を当て、来るべき野党を、これからの対立軸を展望する。「賢い有権者」必読の書！

1408
自公政権とは何か
——「連立」にみる強さの正体
中北浩爾
単独政権が可能な自民党はなぜ連立を解消しないのか？ 平和・福祉重視の公明党はなぜ自民党と連立するのか？ 「連立」から日本政治を読み解く、初の本格的分析！

1488
令和日本の敗戦
——虚構の経済と蹂躙の政治を暴く
田崎基
安倍長期政権の末路ここにあり。崩壊寸前のこの国はやがて「令和の敗戦」を迎える。経済政策の虚構、疲弊する労働者、権力の暴走と欺瞞を気鋭の記者が迫真ルポ。